HOSPITALISATION

PUBLIQUE ET PRIVÉE

A SAINT-ÉTIENNE

PAR

Le Docteur CHAVANIS

SAINT-ÉTIENNE
SOCIÉTÉ DE L'IMPRIMERIE THÉOLIER — J. THOMAS & Cie
12, Rue Gérentet, 12

1897

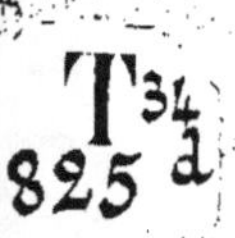

HOSPITALISATION

PUBLIQUE ET PRIVÉE

A SAINT-ÉTIENNE

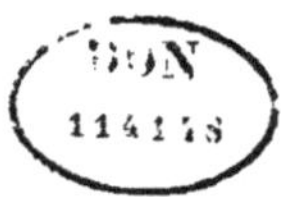

PAR

Le Docteur CHAVANIS

SAINT-ÉTIENNE
SOCIÉTÉ DE L'IMPRIMERIE THÉOLIER — J. THOMAS & Cie
12, Rue Gérentet, 12

1897

Extrait du livre publié à l'occasion
du *Congrès de l'Association française pour l'Avancement des Sciences*,
tenu à Saint-Etienne en août 1897.

HOSPITALISATION PUBLIQUE
ET PRIVÉE
A SAINT-ÉTIENNE

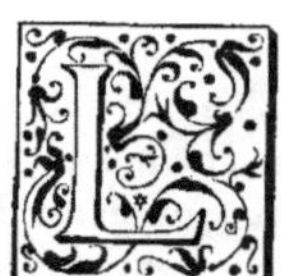

L'ASSISTANCE par les hôpitaux et les hospices publics ou privés est, sans contredit, un des meilleurs moyens dont dispose la Société pour venir en aide aux malades indigents. Ce moyen n'est point nouveau : « Tous les peuples ont pratiqué l'hospitalité. Dans Homère, l'hospitalité apparaît comme une sorte de contrat de droit des gens, mais c'était œuvre personnelle chez les anciens et tout se passait au foyer domestique. C'est dans Vitruve qu'on trouve les premières indications de maisons destinées aux vieillards, et il faut arriver jusqu'à Néron pour constater la naissance de véritables établissements spéciaux destinés aux pauvres et aux malades. A ce moment, sous l'influence du Christianisme, on vit éclore à Jérusalem, à Alexandrie, à Césarée, à Bethléem et même à Rome, une véritable floraison d'établissements hospitaliers pour les malades, pour les vieillards, les incurables, les orphelins et les enfants à la mamelle. Et on séparait avec soin toutes ces variétés d'assistés.

« La première fondation authentique, dont le nom nous soit parvenu, est due à une patricienne du nom de Fabiola, qui, devenue veuve, vendit tous ses biens et en consacra le produit à l'érection du premier hôpital privé qui ait existé à Rome. Un autre patricien, Pemmaque, arrière-petit-fils des Camille, suivit cet exemple. A partir de ce moment, toutes les villes considérables voulurent rivaliser de charité, si bien qu'à la fin de l'Empire, Constantinople, en particulier, ne comptait pas moins de 37 hôpitaux.

« Dès le VII° siècle, Paris possède déjà trois hôpitaux et une vaste maladrerie et bientôt l'Hôtel-Dieu va surgir, institution en laquelle se résume pendant des centaines d'années l'effort de la charité publique et privée, autour de laquelle gravite tout ce qui a trait à la vie hospitalière (1). »

On ne connaît pas la date précise de la fondation de l'Hôtel-Dieu de Saint-Etienne; tout ce que l'on sait, c'est qu'il existait en l'an 1200. L'hospice de la Charité fut fondé en 1682.

Commissions administratives. — Jusqu'en 1505, date du commencement de la rédaction des *coutumes*, sous Charles VIII, c'étaient les ordres religieux qui avaient le monopole du soin des pauvres, et la gestion des établissements hospitaliers était entre leurs mains. Il n'était point question alors d'une administration normale des secours publics telle que nous l'entendons de nos jours. C'est à François Ier que revient l'honneur d'avoir imposé, par son ordonnance de 1546, un règlement général pour la réformation des hôpitaux. Mais ce ne fut que sous le règne de Louis XIV qu'un règlement uniforme vint fixer la situation de tous les établissements hospitaliers, et ce ne fut guère qu'à partir de ce moment que des administrateurs laïques exercèrent leurs pouvoirs sur la gérance des biens des pauvres, en dehors de toute ingérance du clergé (d'Echerac).

A Saint-Etienne, les administrations de nos deux établissements étaient composées chacune de huit à dix membres. D'abord complètement distinctes jusqu'à la Révolution, elles

(1) D'Echerac, *Le Temps*, 1896.

furent remplacées, conformément aux dispositions de la loi du 16 vendémiaire an V, par une commission de cinq membres installée par l'administration municipale dans une séance tenue à la Maison de charité le 11 nivôse an VI. Depuis cette époque, une commission unique a continué d'administrer les deux établissements hospitaliers de notre ville.

Nous n'avons pas pu retrouver la trace des premières commissions laïques de l'Hôtel-Dieu, les registres existant aux archives ne remontent qu'à 1688. Ce que l'on sait, c'est que cette commission fonctionnait déjà en 1622, ainsi qu'il appert d'une assemblée de ville tenue le 2 juin 1622, dans laquelle les consuls et notables habitants supplient les sieurs Bérardier, Gabriel Paulat et Michel Besset, recteurs de l'Hôtel-Dieu, de patienter le payement d'une somme de 386 livres et intérêts, dus par la ville à l'Hôtel-Dieu.

Comme on le voit, l'Hôtel-Dieu de Saint-Etienne possédait son administration laïque bien avant le commencement du règne du grand roi.

Depuis 1682, à Saint-Etienne, la nomination de ces commissions avait lieu, pour la Maison de Charité, dans une assemblée extraordinaire tenue à la Charité, à laquelle étaient convoqués le maire, les échevins, le procureur du roi, les directeurs en exercice et les anciens directeurs de cet hospice. Pour l'Hôtel-Dieu, les recteurs étaient nommés dans des assemblées de ville, tenues en l'Hôtel de Ville, en octobre ou novembre. Il était d'usage de choisir ces administrateurs ou recteurs parmi les citoyens ayant déjà rempli les fonctions d'échevins, et l'on a vu plusieurs fois les échevins refuser d'accorder leurs votes à des notables que les recteurs présentaient à leurs suffrages, motivant leurs protestations sur ce que ces personnalités n'avaient point passé à la charge d'échevins.

Jusqu'à la Révolution, les commissions administratives ont géré directement les biens et les rentes des hôpitaux.

La charité n'était alors qu'une obligation morale de la société envers les pauvres malades. C'était déjà un progrès énorme par rapport à l'antiquité Romaine qui considérait l'assistance comme un moyen de préservation sociale avant tout. La Convention, transformant ces sentiments d'humanité en une dette nationale, institua la charité légale en France, en décrétant que tout homme a droit à sa subsistance par le travail s'il est valide, par des secours gratuits s'il est hors d'état de travailler. Par la loi du 23 messidor an II de la République, elle règle le mode de réunion de l'actif et du passif des hôpitaux et des hospices au domaine national. Mais d'insurmontables difficultés firent rapporter cette loi par celle du 16 vendémiaire an V, laquelle, en réglementant la composition des nouvelles commissions administratives hospitalières, dont la nomination devait relever des administrations municipales, restituait aux hospices et aux hôpitaux la jouissance de leurs biens et rentes. Ces commissions devaient être de cinq membres. Il en fut ainsi jusqu'en 1852. A dater de cette époque, la nomination des administrateurs passa aux mains des préfets, et le maire de la commune fit partie de droit des commissions hospitalières.

En 1873, la loi du 21 mai adjoint aux cinq membres de la commission un représentant des divers cultes. En vertu des dispositions de cette loi, MM. Delphin, curé de Notre-Dame, et Dupont, pasteur protestant, entrèrent, le 14 octobre 1873, dans la commission hospitalière de notre ville.

Le 5 août 1879, nouvelle loi, en vertu de laquelle la commission administrative se compose du maire et de six membres, dont deux sont choisis par le Conseil municipal et les quatre autres par le préfet. C'est sous ce régime que nous sommes encore organisés.

La loi du 14 juillet 1893 sur l'assistance médicale gratuite, n'a apporté aucun changement à la composition de ces commissions, mais elle offre à leur activité et à leur initiative un champ plus vaste encore que par le passé. Cette loi exige que chaque commune soit rattachée à un hôpital et, pour les maladies graves, elle veut que chaque commune puisse diriger ses malades sur un hôpital plus important, dont l'organisation sera assez puissante pour faire face à tous les besoins. Nous sommes heureux de constater qu'à Saint-Etienne notre administration hospitalière, comprenant sa mission envers la société, n'ait point cherché à se soustraire à ces nouveaux devoirs. Aujourd'hui, toutes les communes du département de la Loire sont rattachées, comme le veut la loi, à l'Hôtel-Dieu de Saint-Etienne.

Dotation. — Le total des revenus des Hospices de Saint-Etienne a atteint, en 1895, le chiffre respectable de 1.019.763 fr. et les dépenses celui de 987.150 francs, laissant un excédent de 32.612 francs.

Dans les revenus de toutes sortes, dont se compose la fortune des hospices, il faut faire entrer la subvention communale qui arrive à la somme annuelle de 154.000 francs et qui se décompose ainsi :

Subvention pour les besoins courants.......... 70.000
Subvention pour le service des internes......... 14.400
Subvention pour le transport des décédés....... 500
Subvention pour remplacer la part du droit des pauvres.. 10.000

Instituée par Louis XIV, en 1696, la part du droit des pauvres revenant aux hospices va maintenant tout entière au bureau de bienfaisance. A cette somme de 94.900 francs, il faut encore ajouter 59.000 francs que l'administration hospitalière reçoit de la Ville pour être distribuée de la façon suivante :

Pensions à domicile......................... 50.500
Secours mensuels aux personnes qui attendent leur tour pour devenir pensionnaires à l'hospice de la Charité.. 9.000

Les pensions à domicile varient de 5, 10, 15 à 20 francs par mois, suivant les besoins de l'assisté.

Pour les personnes, qui attendent la vacance d'un lit à la Charité, le secours mensuel est uniformément de dix francs. Ce service des pensions à domicile date de 1881 ; il débuta par la modique somme annuelle de 5.000 francs et il fut porté progressivement à 59.000 francs en 1894 et 1895.

Comme on le voit par les détails dans lesquels nous venons d'entrer, l'administration hospitalière n'est qu'un intermédiaire qui se charge de distribuer les subventions municipales sans y participer de ses propres deniers.

HOTEL-DIEU

Historique. — Les administrateurs exposent dans un mémoire qu'ils envoyèrent à Paris en 1667, qu'environ l'an 1200 l'Hôtel-Dieu était près de l'église paroissiale, qu'il fut après changé et mis à la place du pré de la Foire dans une assez petite maison, laquelle ayant été vendue, du prix qui en provint et des libéralités des personnes pieuses et charitables, on aurait bâti celle où il est actuellement.

Telle est en quelques lignes l'histoire abrégée de cet hôpital qui, pour la quatrième fois, va être reconstruit sur un nouvel emplacement. Il était au début de très petite importance et c'étaient les membres de la Confrérie du Saint-Esprit qui venaient donner des soins aux pauvres malades. L'annaliste Beneyton rapporte à l'année 1286 la fondation de cette confrérie, mais l'Hôpital existait bien avant. Il était alors sur la rue de la Ville, qui porte encore ce nom, et joignait la chapelle sud du transept de l'église. Une preuve indiscutable que notre Hôtel-Dieu remonte comme fondation à une époque très reculée, c'est ce document d'abord, que l'administration envoya à Paris en 1667, puis le testament de Guichard Durgel, fils d'un autre Guichard Durgel et frère de Jocerand Durgel, seigneur de Saint-Priest, qui en 1308 légua soixante sols viennois pour l'acquisition d'une rente en faveur des pauvres de l'Hôpital de Saint-Etienne de Furan (1).

(1) *Le Forez pittoresque*, p. 42.

En 1629, la peste qui sévissait en Europe se montra à Saint-Etienne et y produisit des ravages effrayants ; elle reparut au commencement de 1640. Saint-Etienne n'était déjà plus pour l'époque une ville sans importance. Dès les premières années du XVIe siècle, grâce au développement de la fabrication des armes à feu, une nouvelle ville trois ou quatre fois plus grande que l'ancienne s'était fondée. Un vaste quartier s'était construit depuis l'extrémité de la rue de Lyon jusqu'à celle de la rue Valbenoîte, se soudant à la place royale ou pré de la Foire, aujourd'hui la place du Peuple. L'accroissement avait dépassé toute prévision et les fondations charitables n'étaient plus en proportion avec les besoins ; l'Hôtel-Dieu ne contenait encore que quelques lits en 1640.

Un acte rapporté par M. C.-P. Testenoire-Lafayette, dans les *Souvenirs du vieux Saint-Etienne* (1868), auxquels nous empruntons largement pour cet historique, prouve que le curé Toizac chercha à remédier à cet état de choses dès que la peste envahit de nouveau sa paroisse.

A cette époque vivait à Saint-Etienne Jeanne Roussier, veuve de Jacques Bardonnanche, dont le fils était prêtre de la Congrégation de l'Oratoire, à laquelle appartenait aussi le curé Toizac. Sous l'inspiration du bon curé et par contrat passé en sa présence, le 27 avril 1640, devant Me Dupléney, notaire, elle fit don aux pauvres de Saint-Etienne d'une somme de 9.000 livres pour être employée, suivant les avis du curé Toizac, à la construction d'un nouvel Hôtel-Dieu.

En quittant le pré de la Foire où il avait été installé dans une toute petite maison (1), située entre la rue Saint-Pierre et la place du Peuple, et qui fut vendue 3.000 livres à sieur Jean Mollin, notre hôpital actuel ne prit pas tout d'une fois possession de l'immense tènement qui composait sa belle clôture d'il y a cinquante ans, et qui, avant l'ouverture du cours de l'Hôpital, s'étendait de la rue Violette à Chante-

(1) Les documents connus ne permettent pas de préciser la date de cette seconde étape de l'Hôtel-Dieu. Il fut transporté de la rue de la Ville sur la place du Peuple entre 1460 et 1515.

grillet. Le ruisseau le Chavanelet divisait cette clôture en deux parts de régimes bien différents ; sur la rive droite, jusqu'à Chantegrillet, terres et prés très vastes appartenant à la veuve de Jacques de la Bérardière ; sur la rive gauche le long de la rue des Moines et de la rue Violette, seize parcelles, dont quelques-unes, en 1580, avaient déjà leur maison (1).

La construction de l'Hôtel-de-Dieu en rue de la Violette donna lieu, paraît-il, à de sérieuses difficultés. A la suite du legs de dame veuve Roussier, on éprouva surtout des obstacles pour le choix de l'emplacement de la nouvelle maison, de la part des habitants et de la part aussi des propriétaires. Une Commission de onze membres fut nommée. Après avoir visité tous les lieux et endroits de la ville, examiné les obstacles, pesé les commodités et les incommodités que chacun présentait, elle fit choix d'un assemblage de maisons et de jardins, sis en rue de la Violette et de Chavanel, appartenant à P.-A. Deschazelles, Louis Coignet, Jean Vioron et Jean Deville. Le contrat d'acquisition des propriétés Deschazelles et Vioron porte la date du 20 décembre 1644 ; celui de la propriété Coignet, du 21 janvier 1645, le 9 février 1645 les époux A. Dutreuil et Louise Mathevon cédaient à l'Hôtel-Dieu leurs maison et jardin qu'ils possédaient en ce quartier, où l'Hôpital possédait déjà, depuis le 5 janvier 1582, une maison avec jardin que leur avait léguée Jeanne Degraix, veuve de Pierre Brunaud. Plus tard, après la construction, en 1650, sieur Jean Pierrefort légua à l'Hôtel-Dieu une maison avec jardin, à lui appartenant au quartier de Chavanelle.

Le prix de ces terrains dut être assez élevé ; car de 1640, date de la donation Roussier, à 1645 date de la construction de l'Hôpital, ces ventes donnèrent lieu à un procès retentissant. Le jugement rendu, à Montbrison, fut conforme aux conclusions de l'avocat du roi, Claude Henrys, qui avait épousé la cause des opposants ; des experts furent appelés à remplir le rôle de notre jury d'expropriation, et des médecins celui de notre Conseil d'hygiène. L'entreprise de 1640, tout

1) L'Hôpital au XVIe siècle, par J.-B. Galley. *Mémorial de la Loire*, 5 janvier 1895.

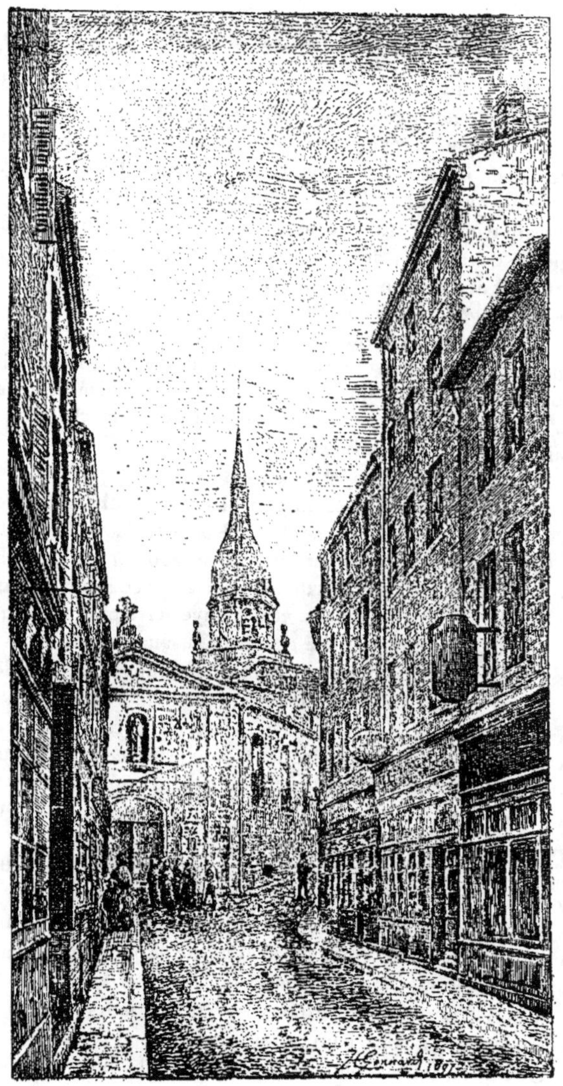

HÔTEL-DIEU DE SAINT-ÉTIENNE

comme celle d'aujourd'hui, à Bellevue, donna lieu à des querelles violentes et passionnées, dit M. J.-B. Galley, si vives qu'elles furent portées, comme nous venons de le dire, devant la justice. Et ces querelles ? Oh ! mon Dieu ? juste les mêmes que celles d'aujourd'hui ; le terrain mal choisi, le terrain trop cher. Et on combat l'entreprise au nom de l'hygiène, de l'intérêt des malades, avec tant d'âpreté que, les terrains achetés, on veut faire revenir sur la vente par « *la lésion d'outre moitié du juste prix* ».

Cependant, il est sûr que les oppositions furent définitivement vaincues, puisque en 1645 on construisait l'Hôtel-Dieu rue de la Violette et qu'en 1646 les malades y étaient installés. L'inscription commémorative conservée dans la chapelle ne laisse place à aucune inexactitude :

« Les années 1645 et 1646, cest oratoire et maison de « charite ont esté édifiés du don pieux de douze mille trois « cents livres fait par Dame Janne Roussier, laquelle nasquit « le 11 août 1583, vescut en fille singulièrement modeste « 17 années et en très vertueuse mariée avec sieur Jacques « Bardonnanche 11 années, et en vraye vefve pratiquant une « exemplaire retraite, piété et charité jusques au mois d'avril « 1640, que sœurs Marie et Jeanne Bardonnanche, ses filles, « estant religieuses au monastère de Sainte-Catherine, et « messire Jean Bardonnanche, son fils, prestre et de la « Congrégation de l'Oratoire de Jésue, elle fut receue religieuse « au mesme monastère, où elle a passé, avec édification le « reste de sa vie, finie en terre le XI mars 1646, pour jouir « de l'Eternelle au ciel.

« A sa mémoire, les pauvres qui sont et seront introduits « à l'advenir en ce lieu de charité, sont obligés de dire en ce « sacré oratoire, tous les jours de dimanche, à cinq heures « du soir, à haute voix, les litanies de la glorieuse Vierge « Marie, priant Dieu pour leur bienfaitrice et les siens ; les « fidèles Crestiens sont exhortés y joindre leurs prières et « faire la charité aux pauvres. »

Quelques années plus tard, en 1658, la population de

Saint-Etienne pouvait être de 25.000 âmes, et l'on peut dire que, contre l'opinion généralement reçue, notre cité était, il y a deux siècles, une des villes importantes du Royaume.

Et cependant, il ne paraît pas qu'il y eut alors d'autre établissement public que le nouvel Hôtel-Dieu, à peine installé et insuffisamment desservi. Ce ne fut même que vers 1664 qu'il fut achevé.

En 1666, les sœurs hospitalières de Notre-Dame de la Charité, sous la règle de Saint-Augustin, furent appelées de Bourg-en-Bresse, pour y servir les pauvres malades. Elles vinrent au nombre de trois fonder à l'Hôtel-Dieu la communauté des sœurs gardes-malades, et remplirent cette fonction jusqu'en 1830, époque à laquelle ne trouvant plus à les recruter facilement, l'administration hospitalière confia le soin des malades à la Congrégation des Dames de Nevers. L'acte d'Etablissement des Augustines fut passé par devant Me Desverneys, notaire, le 21 octobre 1666, et fut confirmé par lettres patentes du roi, du mois d'août 1667.

Vers la même époque, le 11 octobre 1666, une bulle du pape Alexandre VII avait érigé, dans la chapelle de l'Hôtel-Dieu, la Confrérie des agonisants et y appelait ainsi la Charité publique. L'établissement de cette Confrérie fut constaté par un procès-verbal dressé par le même notaire, le 26 décembre 1666, et le 24 mars 1667, le sieur Claude-Julien Chomat, recteur de l'Hôtel-Dieu, dota cette confrérie d'une prébende de 1.200 livres.

Voilà comment et par qui étaient soignés les malades à cette époque. Ce n'est qu'un peu plus tard que nous trouverons la trace d'un rudiment d'organisation médicale à l'Hôtel-Dieu. Les sœurs Augustines formaient une communauté adjacente à l'Hôpital et pendant bien longtemps elles furent plus nombreuses que les malades de l'Hôtel-Dieu ; en 1710, il y en avait 65, et l'on sait que le nombre des lits d'assistés dépassait de quelques-uns le chiffre de onze. Les revenus, cette année-là, furent de 15.342 livres et les dépenses de 16.789 livres. L'Hôtel-Dieu ne semblait être, en somme, qu'une petite dépendance du couvent à cette époque. En 1775, il n'y avait plus que 40 sœurs et 100 malades toujours existants. Les revenus atteignaient le chiffre de 38.999, et les dépenses 32.943 livres.

En l'an IX, le nombre des sœurs diminue encore, elles ne sont plus que 23 pour 91 lits de malades, non compris l'hospice des femmes en couche qui n'avait que quatre lits. Elles étaient propriétaires de leur immeuble et de leur clôture, car en 1690 les directeurs de l'Hôtel-Dieu avaient vendu à cette communauté un pré, dit le grand pré de Chavanelle, moyennant 5.000 livres, somme donnée dans ce but par Demoiselle Pernette Marchand.

Le service médical était alors dans l'hôpital de Saint-Etienne à l'état le plus rudimentaire, et, à ce point de vue, les malades s'y trouvaient à peu près abandonnés. En 1670, le docteur Jean Buyat, médecin, et Jean-François de Vinolz, qui cumulait les fonctions de pharmacien et de chirurgien, ne recevaient encore aucune rétribution pour les soins qu'ils donnaient gratuitement, et depuis longtemps, aux malades.

C'est vers cette époque, en août 1670, que, par lettres patentes, le roi accordait à l'Hôtel-Dieu une sorte de monopole des boucheries à Saint-Etienne, pendant le Carême tout au moins. C'était une nouvelle source de revenus; l'administration affermait ce droit qui rapporta 290 livres en 1699, et 900 livres en 1706. Avec les revenus, le nombre des lits augmenta aussi. Le médecin et le pharmacien-chirurgien en profitèrent pour demander, en guise de compensation pour leurs services à l'Hôtel-Dieu, une réduction de leur cotte personnelle.

En 1685 et 1703, nous retrouvons la même demande articulée par Nicolas et Antoine Foray, père et fils, docteurs en médecine, chargés du service de l'Hôtel-Dieu. Ils demandent aux Echevins de la ville qu'il leur soit fait, comme dédommagement pour les visites qu'ils font deux fois par jour aux malades de l'hôpital, réduction de leur cotte et de leur taxe de capitation. Ce n'est qu'en 1710 que nous voyons apparaître dans les comptes administratifs, un traitement en argent affecté au chirurgien et au médecin. En 1710, le médecin avait un traitement annuel de 150 francs et le chirurgien de 160 francs.

En l'an IX, l'hôpital contenait, comme nous l'avons vu, 91 lits; les honoraires attribués à deux médecins étaient de 600 francs et ceux attribués à trois chirurgiens de 1.254 francs.

Mais revenons à une époque qui, paraît-il, fut très difficile à traverser pour les recteurs de l'Hôtel-Dieu.

Dans une requête envoyée au roi par l'administration hospitalière le 14 octobre 1772, on lit : « L'Hôtel-Dieu, à ses débuts, n'était qu'une faible ressource pour les pauvres dans une ville déjà très peuplée. Son revenu, composé en plus grande partie des produits des quêtes ne fournissait, vers 1700, que difficilement à l'entretien de quinze lits. Cette maison est devenue depuis, et par les seules libéralités des citoyens, un hôpital très considérable, 800 à 900 malades y ont été traités en 1770, le nombre en a augmenté de 400 en 1771. L'administration y entretient 85 lits toujours garnis de malades. »

Dans cette requête, les recteurs exposent que tous les bâtiments existants ayant été construits avec précipitation, pièce à pièce, selon les nécessités du moment, sans ordre, sans solidité, sans aucun projet d'agrandissement futur, ils se voient dans la nécessité de reprendre à pied d'œuvre la majeure partie des anciens bâtiments prêts à écrouler, et d'ajouter de nouveaux bâtiments aux anciens, afin d'augmenter le nombre des lits.

Les rentes hospitalières n'étant alors que de 30.000 francs, l'administration demande un subside royal de 100.000 francs et la permission de vendre certains immeubles pour parfaire la somme de 142.000 francs jugée nécessaire par l'architecte pour couvrir la dépense totale. C'est probablement à la suite de cette requête que l'on entreprit la construction que l'on voit aujourd'hui, se raccordant à l'extrémité sud du corps de bâtiment principal, lequel servait de monastère aux sœurs Augustines.

Saint-Etienne, étant une ville essentiellement ouvrière, s'est toujours accrue par secousses, et l'Hôpital suffisant pour une époque se trouvait ne l'être plus pour la période suivante.

En 1852, même insuffisance constatée ; en 1869, le Conseil municipal s'en préoccupa et nomma une Commission chargée de donner son avis motivé sur l'accroissement qu'on pourrait y apporter par le fait de la donation de M. Camille de Rochetaillée, et l'on agença tant bien que mal et plutôt mal que bien le bâtiment où sont actuellement installés les services des femmes, dont la construction remonte à 1873.

En 1882, avec toutes les améliorations et tous les agrandissements qu'on avait pu réaliser, l'Hôtel-Dieu ne possédait pas 400 lits pour une population de plus de 100.000 habitants non compris, bien entendu, les 150 lits affectés au service des militaires. Depuis cette époque, on a encore augmenté le nombre des lits; on a construit au milieu de la vaste clôture de l'Hôpital le pavillon Sauzéa, à double paroi en bois, et qui contient deux salles de 12 lits pour hommes fiévreux. Le legs Robert a mis encore depuis cinq ans une maison formant enclave dans la clôture, à la disposition des Hospices. Primitivement, on y avait installé un service de médecine pour les hommes ; mais, cédant enfin à la demande réitérée du corps médical hospitalier, l'administration s'est décidée à y organiser le service des maladies vénériennes et cutanées pour les hommes.

Actuellement, non compris le personnel qui peut atteindre le chiffre de 150, nous avons environ 600 lits occupés, dont 132 sont affectés aux militaires. Pour obtenir le nombre de 600 lits, sans constructions nouvelles, on a utilisé tous les locaux disponibles, et malgré tout, l'assistance hospitalière est toujours au-dessous des besoins d'une ville qui s'accroît comme la nôtre. Le dernier recensement n'a-t-il pas atteint le chiffre de 145.000 habitants !

Si le Conseil municipal ne donne pas une grosse subvention annuelle à l'administration hospitalière, il s'est toujours occupé cependant de l'Hôpital. Devant le délabrement lamentable de toutes les parties qui constituent notre Hôtel-Dieu, M. Girodet, maire de Saint-Etienne, prenant en considération une délibération, en date du 3 août 1888, du Conseil d'hygiène sur l'état de vétusté de l'Hôpital actuel, nomma, le 18 février 1889, une grande commission de 15 membres chargée d'étudier le transfert de l'Hôtel-Dieu.

Dans quelques années on ne pourra que bien difficilement se faire une idée, même approximative, des discussions violentes que cette grosse question souleva quand il fallut faire choix d'un emplacement. Les mœurs, les habitudes peuvent changer, mais le cœur humain ne change pas, quand son intérêt est en jeu !

La surface de terrain, qu'occupe actuellement l'Hôtel-Dieu, est de 27.087 mètres carrés.

On ne pouvait songer à le rebâtir sur place, le nouveau lycée s'étant emparé en 1884 de toute la partie de l'enclos que l'Hôtel-Dieu possédait de l'autre côté du cours Hippolyte-Sauzéa, le terrain du côté de Chavanelle manquant aussi de solidité par suite de l'avancement souterrain des travaux des mines de Villebœuf. Une sous-commission, après un voyage dans divers pays d'Europe, ayant fait adopter un plan de reconstruction de l'Hôpital en pavillons séparés, il s'agissait de trouver un terrain propice pour le recevoir. Mais notre région est tellement accidentée, bouleversée par les mines, que les emplacements favorables se trouvaient minés déjà ou susceptibles de l'être bientôt. Le choix était difficile ; on s'arrêta aux terrains de Patroa. Sur l'avis du Conseil des Mines de Paris, le Gouvernement refusa de ratifier ce choix de la Commission, parce qu'il y a du charbon à Patroa.

Sur ces entrefaites, les élections ayant modifié complètement la majorité du Conseil municipal, il fallut recommencer toutes les discussions. Cette fois, d'accord en cela avec le préfet de la Loire, M. Lépine, qui a toujours prêté au projet son heureuse influence, une nouvelle Commission choisit le terrain de Bellevue, sur lequel le nouvel hôpital est enfin en voie d'achèvement. C'est après avoir surmonté des difficultés sans nombre et sans cesse renaissantes, que M. Chavanon, maire de Saint-Etienne, obtint qu'on put enfin commencer les travaux en 1895. Il n'avait pas fallu moins de sept années de pourparlers, de discussions et de démarches pour arriver à ce résultat.

Description du nouvel Hôpital. — Nous avons pensé qu'il serait peut-être intéressant pour le lecteur de trouver dans ce livre les détails les plus importants sur l'organisation du nouvel Hôpital.

Les plans de l'Hôpital de Bellevue avaient été primitivement faits pour recevoir 800 lits; on a dû les ramener à 600 lits, l'administration hospitalière n'étant pas en mesure d'entretenir par ses seuls moyens un si grand nombre d'assistés, et la ville trouvant avec raison son effort assez important, puisqu'elle a pris à sa charge tous les frais de cette vaste construction qui doivent s'élever à plus de 4.000.000 de francs. Toutefois, elle recevra, en dédommagement, de l'administration hospitalière, toute la surface qu'occupe présentement le vieil Hôtel-Dieu.

Les plans et devis de l'Hôpital nouveau ont été établis par M. Lamaizière, l'architecte en chef de la ville de Saint-Etienne, avec le concours du corps médical. Quant à nous, auteur du plan théorique du nouvel Hôtel-Dieu, nous l'avons secondé de notre mieux dans toutes les péripéties de cette œuvre si importante. Quoique cet hôpital ne soit pas encore achevé, nous pouvons déjà le faire ici connaître dans ses grandes lignes.

Il se compose de dix grands pavillons de 56 lits chacun, de deux pavillons d'isolement pour le croup et la variole, de la maternité, du service des vénériennes et des enfants assistés, et enfin des services généraux nécessaires au bon fonctionnement de tout cet hôpital.

Les dix pavillons principaux sont disposés sur deux files, échelonnés à 20 et 25 mètres les uns derrière les autres,

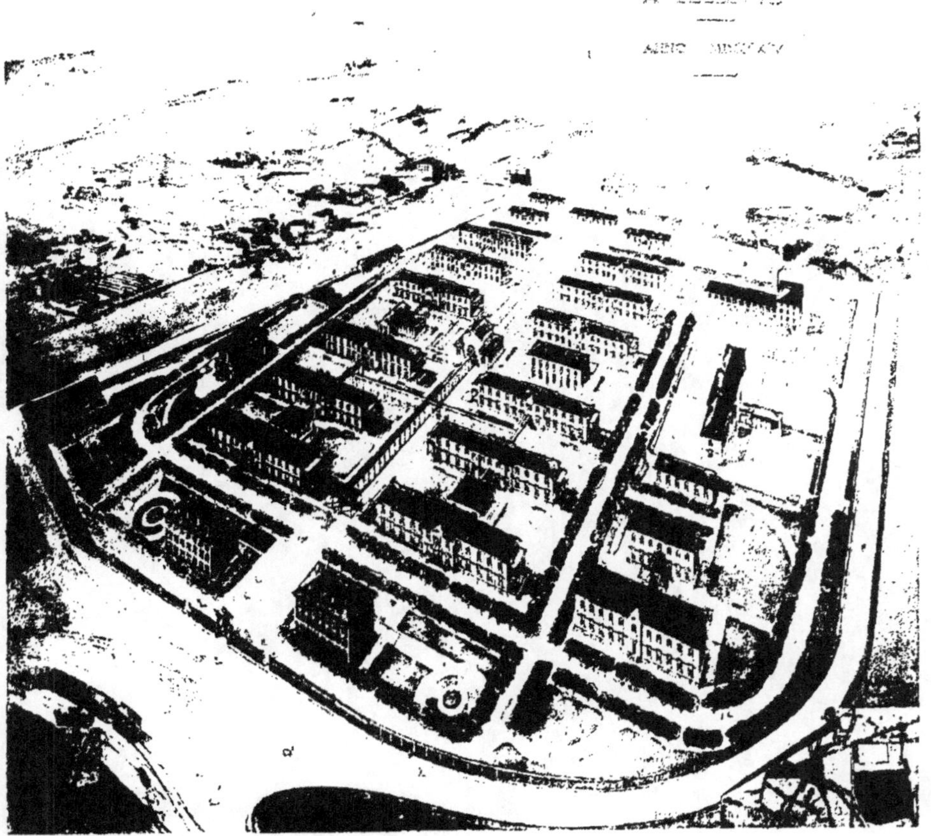

NOUVEL HOPITAL DE BELLEVUE

(Vue perspective)

c'est-à-dire qu'ils sont séparés par un espace égal à deux fois leur hauteur environ.

En arrière, dans les jardins, sont disséminés les pavillons d'isolement — pour la diphtérie et la variole. — Les services généraux sont au centre, les bâtiments réservés à l'administration sont en avant, et sur le flanc ouest, en dehors de la masse principale s'étendent successivement la maternité, le pavillon des enfants assistés et le bâtiment des femmes vénériennes et dartreuses.

Une galerie centrale couverte, abritant une voie ferrée, mettra toutes les parties en communication facile avec les divers services généraux.

Telle est la disposition d'ensemble du futur Hôtel-Dieu, situé en pleine campagne. Les pavillons sont exposés d'un côté au nord-ouest et au sud-est de l'autre.

La pensée principale qui a inspiré cet hôpital est celle-ci : se rapprocher le plus possible dans l'assistance que l'on donne dans les hôpitaux de ce qui se fait à domicile où les malades guérissent incontestablement plus vite et plus sûrement. On ne saurait croire combien la convalescence est contrariée dans les grandes salles de malades par les contagions de toute sorte; on ne saura jamais combien de malades, sortant guéris d'une salle d'hôpital, emportent le germe d'une maladie nouvelle. C'est dans le but d'atténuer ces inconvénients que, dans notre nouvel hôpital, nous avons fractionné le plus possible les blocs logeables; non seulement on a multiplié les pavillons, on a encore divisé chaque petit pavillon en de toutes petites salles; aucune ne contiendra plus de douze lits. Le pavillon type est surélevé de $1^{m},25$ environ au-dessus du sol. Il se compose d'un rez-de-chaussée et d'un étage. Chaque étage de malades se compose de deux salles de 12 lits, occupant les extrémités du pavillon; au centre sont les services accessoires, savoir : sur le devant, chambres d'isolement, chambres de surveillants et grand hall au milieu servant de réfectoire; sur le derrière : water-closets, salle de bains, lingerie et tisanerie. A l'extrémité libre de chaque salle existe une galerie couverte, assez spacieuse pour contenir quatre lits. Là, dans les beaux jours, pourront être exposés au grand air les malades qui ne peuvent quitter leur lit.

Les water-closets sont aménagés d'une façon toute spéciale : placés en avant-corps, ils sont aérés de tous les côtés, un lavabo, un urinoir les précèdent et des chasses d'eau, fonctionnant par le jeu de la porte, assurent une propreté de tous les instants.

Une large montée d'escaliers donnera accès dans les salles ; sur ses côtés, se trouvent un monte-charge et un ascenseur dans les salles de chirurgie, de telle façon qu'un malade puisse être amené dans son lit, au moyen d'un chariot roulant, jusqu'à la salle d'opération, sans avoir à subir la moindre secousse.

Nous avons dit que les salles contiendront douze malades, et il n'y aura aucun lit dans les coins. Tous les angles sont arrondis, les murs sont soigneusement stuqués, en chirurgie, et peints à l'huile dans les salles consacrées aux malades de médecine.

Le rez-de-chaussée et l'étage sont séparés par un plafond droit ; à l'étage, le plafond affecte une courbure en anse de panier.

La largeur intérieure de la salle est de			8^{m},50
La longueur	—	—	16^{m} »
La hauteur	—	—	4^{m},70

Dans les salles supérieures, à cause de la courbure du plafond, la hauteur est sous faîtage de 5^{m},90, et à la naissance de la courbe elle est de 4^{m},10. Le cube d'air pour chaque lit sera ainsi de 53 mètres cubes.

La tablette des croisées est un plan très incliné pour qu'elle reste toujours propre et que l'on n'y puisse rien déposer.

Toutes les précautions ont été prises pour empêcher l'humidité d'envahir les murs et les sous-sols. De même, M. Lamaizière a assuré partout un matelas d'air de 1^{m},35, dans le faîtage, pour protéger la salle contre les variations trop brusques de la température.

Les murs sont en moellons bruts et chaux hydraulique de $0^m,50$ d'épaisseur.

Le pavillon que nous venons de décrire est celui de chirurgie; celui de médecine lui ressemble absolument, à cela près qu'il ne sera pas stuqué et que les ascenseurs n'y sont point nécessaires.

Le pavillon d'opération réalise un grand progrès sur tout ce que nous avons pu voir tant en France qu'à l'étranger. Situé en dehors des salles, entre deux pavillons de chirurgie, il leur est relié par une large galerie fermée et chauffée comme l'intérieur des salles. Il se compose de six pièces : 1° de deux salles de pansement où se pratiquent les opérations sur les suppurants; 2° entre ces deux pièces s'en trouve une autre plus petite où sont retirés les objets de pansement non stérilisés, les bandages; 3° d'une autre grande salle aseptique; 4° d'un arsenal; 5° d'une pièce pour les objets de pansement stérilisés, avec tous les appareils nécessaires pour cet objet, autoclave, etc. Il y a un pavillon d'opération du côté des hommes et un autre du côté des femmes. Ces salles sont largement éclairées par de grands vitrages montant jusque sous plafond. Un éclairage électrique permet d'opérer à toute heure de la nuit. Jusqu'à une certaine hauteur, les murs seront revêtus de plaques de verre.

La maternité a pris aussi une grande importance. Elle comprend une école d'accouchement pour dix élèves, plus onze lits d'accouchées et neuf lits pour les expectantes.

Isolée au centre d'un jardin, loin de l'agglomération principale, elle offre toutes les conditions hygiéniques désirables, Elle se compose de deux corps de bâtiments réunis par une galerie fermée sur laquelle sont installés les water-closets. Dans le bâtiment principal, se trouvent les salles réservées aux accouchées et à celles qui attendent leur délivrance; dans l'autre se trouvent la salle d'accouchement avec ses dépendances, la salle des cours et toute l'organisation d'une école d'élèves sages-femmes. Les accouchées sont installées dans de petites salles de trois à quatre lits et dans des chambres d'isolement. Les expectantes seulement pourront se trouver six dans la même pièce. Nous estimons que l'éloignement de la salle d'accouchement sera une grande amélioration apportée au moral des femmes qui attendent leur délivrance.

Nulle part on ne songe à organiser d'une façon pratique le service des femmes vénériennes et dartreuses. En général, il y a des volontaires à assister et des filles soumises que la police confie à l'administration. Le bâtiment est disposé dans un emplacement réservé, entièrement clos de murs. La séparation entre les femmes vénériennes libres et les filles soumises est absolue en fait et en principe. Dans l'organisation de ce service, on a prévu des salles de travail, des réfectoires, une installation balnéaire indépendante, un lavoir et une salle pour la toilette de ces maladies spéciales.

Comme autre amélioration importante dans notre hôpital figure l'organisation des pavillons d'isolement. Celui du croup sera particulièrement remarquable; il comprend quatre lits de diphtérie confirmée, quatre lits de convalescents, une chambre pour les cas douteux, une salle d'opération et une salle de vaporisation pour les opérés. Cette dernière sera construite entièrement en fer et en verre

Quant à l'éclairage, il se fera au moyen de l'électricité. Néanmoins, le gaz sera installé partout pour prévenir toute interruption dans l'éclairage en cas de réparation des appareils.

En raison de l'éloignement de l'hôpital du centre de la ville, le téléphone doit relier toutes les parties de l'hôpital, et chaque administrateur, chaque médecin aura chez lui un poste téléphonique pour se mettre en rapport avec son service.

La ventilation et le chauffage de cet hôpital doivent maintenant attirer notre attention. C'est certainement une des questions les plus importantes et des plus difficiles à résoudre. De concert avec la maison Henry Hamelle, qui s'est fait une spécialité du chauffage par la vapeur à basse pression, M. Lamaizière a apporté à leur aménagement tous les perfectionnements les plus récents. On a donné à chaque pavillon un chauffage indépendant. Pour décrire toutes les dispositions prises, il nous suffira donc de parler d'un seul des pavillons, chacun des autres n'étant, pour ce qui concerne le chauffage et la ventilation, que la répétition du premier.

Avant d'examiner les appareils qui ont été employés, il convient de se rendre compte de ce qu'est, jugé dans son ensemble, le chauffage d'un pavillon.

Chaque pavillon a en plan la forme d'un long rectangle, et l'installation comporte, au sous-sol, une chaudière spéciale placée au milieu d'un des grands côtés.

Egalement au sous-sol se trouve la canalisation principale de distribution de vapeur. Cette canalisation constituée par des tuyaux de fer de gros diamètres, 8 centimètres environ, part du point le plus haut de la chaudière et gagne directement le plafond du sous-sol. Là, elle se divise en deux branchements qui, l'un à gauche, l'autre à droite, longent le long côté du bâtiment contre lequel est placée la chaudière. Arrivés aux extrémités, les branchements traversent le sous-sol en longeant les murs extérieurs formant le petit côté du bâtiment, puis reviennent le long du grand mur extérieur pour se rencontrer à peu près au milieu de sa longueur, en face le point où ils se sont divisés au départ de la chaudière. Après leur rencontre, les deux tuyaux sont réunis en un seul qui, traversant le sous-sol, retourne sous terre à la chaudière.

Ces canalisations forment donc ainsi deux boucles complètement fermées qui partent de la chaudière et y retournent après avoir fait le tour de la moitié du bâtiment. Il convient de noter ici que sur toute leur longueur ces canalisations sont inclinées de telle façon qu'elles se rapprochent du sol au fur et à mesure qu'elles s'éloignent de la chaudière.

Il en résulte donc que si, immédiatement au-dessus de la chaudière, on versait de l'eau dans les canalisations, celle-ci sous l'action de la pesanteur coulerait naturellement dans les tuyaux et viendrait s'écouler à l'extrémité des circuits près de la chaudière, immédiatement au-dessous du point d'où elle était partie. Ce fait est intéressant à retenir.

Sur cette canalisation principale sont pris des branchements de diamètre plus faibles appelés en termes techniques des colonnes montantes. Celles-ci sont disposées verticalement et conduisent la vapeur aux poêles placés dans les diverses salles. Chaque poêle communique directement avec une colonne montante à l'aide d'un robinet et une colonne montante peut alimenter un ou plusieurs appareils.

Avec ces indications, on peut maintenant comprendre aisément comment se comporte l'installation pendant le fonctionnement.

Par suite de sa communication directe avec la chaudière, les deux canalisations principales formant boucles sont toujours remplies de vapeur et par conséquent les colonnes montantes le sont également.

Donc, si on ouvre la communication de l'un des poêles avec sa colonne montante il se remplira de vapeur et transmettra la chaleur dans la salle où il se trouve.

La disposition particulière des canalisations de distribution permet, contrairement à ce qui se fait généralement, de conduire à la chaudière les eaux de condensation sans tuyauterie spéciale. Voici comment :

Au fur et à mesure que la vapeur se condense à l'intérieur des surfaces de chauffe, l'eau ruisselle le long des parois et en raison de son poids tombe à la partie inférieure. De là, comme les connexions avec les colonnes montantes sont disposées pour, les eaux de condensation s'écoulent dans les colonnes montantes qui, par leur disposition verticale, permettent la chute directe des gouttelettes dans la canalisation principale placée en sous-sol.

Celle-ci reçoit donc ainsi toutes les eaux condensées des colonnes montantes et comme nous avons vu plus haut qu'elle était disposée comme pente d'une manière toute spéciale, les eaux s'écoulent à la partie inférieure des tuyaux jusqu'à l'extrémité des conduits qui aboutit à la chaudière.

Voyons maintenant ce que seront les appareils installés. En premier lieu vient la chaudière. Celle-ci est entièrement métallique, sans la moindre enveloppe de briques, ce qui permet de la visiter à tout instant. Elle est posée sur une sorte de cendrier en maçonnerie étanche qu'on entretient constamment d'eau pour rafraîchir la grille. Une canalisation spéciale aboutit à ce cendrier pour permettre de faire le remplissage par la seule manœuvre d'un robinet.

Le corps de la chaudière est constitué par des anneaux de fonte superposés. Ces anneaux sont creux et communiquent entre eux, ils renferment l'eau que le foyer doit transformer en vapeur.

Le foyer est placé au centre des anneaux et il est alimenté par une sorte de trémie conique qui occupe toute la hauteur de la chaudière et qui sert de magasin de chargement. Par une porte spéciale ménagée au haut de cette trémie, on verse matin et soir le chargement de la journée, et le combustible s'écoule de lui-même sur le foyer au fur et à mesure de la combustion.

Pour éviter, au moment du chargement, que les gaz du foyer ne passent par la porte qu'on vient d'ouvrir, un dispositif très ingénieux et très simple fait qu'en ouvrant la porte de chargement, on établit une communication directe entre le foyer et la cheminée, de sorte que le tirage de celle-ci empêche le refoulement des gaz toxiques ou délétères dans la chambre de chauffe et par suite dans le bâtiment.

Des précautions spéciales sont prises pour que les opérations de décrassage de la grille et d'enlèvement des cendres ne produisent pas de poussières susceptibles de se répandre dans le bâtiment. A cet effet, la grille est articulée, c'est-à-dire que tous les barreaux peuvent tourner autour de leur axe. Un levier placé à l'extérieur de la chaudière permet de faire osciller tous ces barreaux à la fois et de projeter par conséquent les cendres dans le cendrier sans qu'on ait besoin d'ouvrir une seule porte pouvant faire communiquer la salle avec le foyer.

Comme le cendrier est toujours plein d'eau, les cendres s'imprègnent en y tombant et on peut les enlever dans cet état puis les transporter sans faire la moindre poussière.

La chaudière est aussi perfectionnée sous le rapport de l'utilisation du combustible qu'au point de vue de sa propreté. Elle rentre en effet dans la catégorie des chaudières à triple circulation, c'est-à-dire que les gaz, par des ascensions et des descentes habilement ménagées, sont en contact avec la paroi du corps de la chaudière sur un parcours trois fois long comme la hauteur de l'appareil.

Cette chaudière que son constructeur désigne sous le nom de « Florida » est pourvue de tous les appareils de sûreté qui peuvent être utiles.

Elle possède deux soupapes de sûreté réglées de telle façon que si, pour une raison ou pour une autre, la pression de la vapeur dépassait celle d'une colonne d'eau de cinq mètres de haut, l'excédent de vapeur serait rejeté à l'extérieur. Elle est également munie de deux niveaux d'eau destinés à ce qu'on puisse se rendre compte à tout instant de la quantité d'eau existant dans le corps du générateur.

Mais le dispositif le plus intéressant est certainement l'appareil qu'on désigne sous le nom de régulateur. Qu'on imagine deux calottes sphériques, réunies par leurs bases et enserrant entre ces bases un diaphragme en caoutchouc. On comprend que si l'on met l'intérieur d'une de ces calottes en communication avec la chaudière, le diaphragme, sous l'influence de la pression, se gonflera, et ce gonflement sera plus ou moins grand, suivant que la pression sera plus ou moins forte.

Si maintenant, sur l'autre face du diaphragme, supposé horizontal, on place une tige, chaque gonflement de la membrane se traduira par un déplacement vertical de la tige.

C'est ce déplacement qui, dans la chaudière Florida, est utilisé pour faire le réglage à l'aide d'un levier intermédiaire.

Le levier est en effet relié par une chaîne à la seule porte qui puisse admettre l'air sous la grille et le tout est réglé pour que, quand la pression s'élève, le levier ferme la porte d'entrée d'air.

La combustion se ralentit donc sur le foyer et la pression baisse.

Ce régulateur de pression est, en même temps, un régulateur de combustion, car il permet de rendre la quantité de charbon brûlé à peu près proportionnelle au travail fourni par les appareils.

Cela se conçoit aisément, car si, par exemple, on vient à ne plus faire fonctionner un certain nombre d'appareils pour réduire le chauffage, la pression augmentera dans la chaudière jusqu'à ce que le régulateur ait modifié la combustion pour rendre égale la quantité de vapeur condensée par les appareils restant en fonctionnement.

La chaudière est reliée aux canalisations par des robinets, qui n'ont d'autre but que de permettre l'arrêt du passage de la vapeur pour le cas où un accident quelconque viendrait à se produire, fuite ou fissure dans les tuyaux ou appareils.

Les tuyaux employés sont des tuyaux en fer, vissés et assemblés par des pièces de raccords taraudées. Ces dispositions donnent des joints durables et absolument étanches, qui ne permettent pas à la vapeur de se répandre dans les salles.

Les surfaces de chauffe employées sont ce qu'on appelle des radiateurs. Ce sont des appareils constitués par un socle creux sur lequel sont vissés des tubes en fonte, dont la section transversale a été calculée pour porter au maximum la surface de contact avec l'air.

Ces appareils, dont l'aspect est loin d'être désagréable à l'œil, peuvent être recouverts de peintures vernissantes spéciales, résistant parfaitement à l'action de la chaleur sans dégager la moindre odeur, et qui ne laissent pas les poussières s'attacher sur elles.

D'ailleurs, à ce dernier point de vue, les radiateurs dont

nous parlons ont été parfaitement étudiés, car ils ne présentent aucun angle rentrant où les poussières puissent séjourner.

De plus, à cause de leur constitution par des tubes, ils n'offrent aux poussières que des surfaces lisses, verticales, où elles ont peu de prise.

Nous ajouterons que les tubes sont coiffés, à leur partie supérieure, d'un couvercle amovible qu'on peut enlever à la main pour nettoyer, et, au besoin, pour laver les appareils.

Chacun des radiateurs communique avec la colonne montante, qui l'alimente par un robinet en bronze nickelé. Ce robinet permet d'isoler le radiateur auquel il correspond du reste de l'installation et l'empêche, par conséquent, de chauffer. La manœuvre de tous ces robinets se fait à l'aide de volants en bois qui, ne transmettant la chaleur que faiblement, peuvent toujours être pris à la main sans crainte de brûlure.

Quand on ferme le robinet d'un radiateur en fonctionnement, il reste rempli de vapeur, mais celle-ci se condense très rapidement, de sorte que, contrairement à ce qui se produit pour le chauffage à eau chaude, l'appareil est froid en très peu de temps.

On peut donc régler à volonté la température des salles, en réglant le nombre des radiateurs qui contribuent à leur chauffage.

Il existe encore un autre réglage qui permet de ne faire chauffer chaque radiateur que partiellement.

Toutes ces indications permettront de se rendre compte de la perfection des moyens prévus pour le chauffage de l'Hôpital de Bellevue, et on ne peut que féliciter l'architecte, M. Lamaizière, d'avoir si habilement su tirer parti des perfectionnements modernes, pour assurer le bien-être à ceux qui doivent habiter ses constructions, tout en donnant satisfaction, de la façon la plus large, aux prescriptions hygiéniques les plus récentes.

La ventilation n'a pas été oubliée non plus dans l'Hôpital

Bellevue, et, là encore, l'installation prévue présente le double avantage d'être simple et d'avoir un fonctionnement absolument assuré.

Dans chacune des salles de l'Hôpital sont disposées, en nombre plus ou moins grand, suivant leur importance, des prises d'air frais et des gaînes d'échappement pour l'air vicié.

Les prises d'air frais sont placées près du plancher, dans les allèges des fenêtres, et derrière les radiateurs du chauffage.

Au contraire, les gaînes d'échappement partent des points hauts des salles et vont déboucher sur les toits.

Aucun appareil mécanique n'est prévu pour produire le déplacement de l'air. Celui-ci s'opérera de deux façons, suivant l'époque de l'année.

Pendant l'hiver, ce sera le chauffage qui assurera la ventilation de la manière suivante : les radiateurs placés au droit de chaque prise d'air feront appel à l'orifice de ces prises et l'air frais venant de l'extérieur se réchauffera par le contact avec les tubes de l'appareil. Il y a là une amélioration importante de ce qu'on a fait jusqu'ici, car les prises d'air n'ont comme longueur que l'épaisseur des murs à travers lesquels elles sont pratiquées. Ces prises d'air pourront toujours être tenues très propres et on n'aura pas à craindre que l'air arrive dans les salles surchargé de poussières comme cela a lieu dans les constructions où l'arrivée d'air frais se fait à l'aide de gaînes placées en sous-sol, dont la longueur est souvent démesurée, et dont les parois intérieures sont toujours, faute de nettoyage possible, tapissées de poussières, de germes et de résidus organiques.

Dans l'Hôpital Bellevue, les gaînes d'évacuation d'air vicié seules, ont une longueur sensible, mais il n'y a à cela aucun inconvénient, car l'air qui circule dans ces réduits ne va pas dans les salles et est rejeté à l'extérieur.

Nous avons vu que la dépression produite au droit des prises d'air par les radiateurs du chauffage provoquait un appel par ces prises. Dans ce cas, il n'est donc pas nécessaire de provoquer, par un moyen artificiel, l'expulsion de l'air vicié. La sortie se fait naturellement par les gaînes d'évacuation.

Pour l'été, alors que le chauffage ne servira pas, M. Lamaizière a compté sur un autre moyen de produire le déplacement de l'air de ventilation. Il a prévu à la base de chaque gaîne d'évacuation une rampe de gaz, de telle sorte qu'en allumant cette rampe, on produira dans la gaîne une dépression qui donnera lieu au déplacement de l'air, en faisant appel dans la salle et par suite appel à travers les prises d'air.

Nous ajouterons que des bouches de réglage sont disposées sur chaque prise d'air, pour permettre de modifier à volonté le remplacement de l'air.

Comme on le voit, ces dispositions sont d'une simplicité extrême et elles évitent d'une manière absolue que la ventilation ne soit, comme cela se fait trop souvent, dépendante d'appareils mécaniques dont le moindre accident peut interrompre le fonctionnement pendant des temps plus ou moins longs.

Ces descriptions, un peu longues peut-être des installations prévues pour l'Hôpital Bellevue, donnent une idée exacte du point où est arrivée, à la suite des perfectionnements successifs, la question du chauffage des hôpitaux modernes.

Telle est la disposition d'ensemble et l'organisation essentielle de l'hôpital de Bellevue, dont nous donnons ici le plan à vol d'oiseau.

J'estime que peu de villes pourront se flatter d'en avoir un semblable. M. Lamaizière a étudié dans tous ses détails, avec un soin scrupuleux, le fonctionnement des divers organes d'un hôpital modèle; il a réalisé avec un grand bonheur tous les desiderata du corps médical. Cette fois, l'architecture s'est accommodée aux exigences de l'hygiène.

Dans les tableaux suivants, qui se rapportent aux vingt dernières années, nous avons fait figurer le mouvement général de l'Hôtel-Dieu, et celui propre à certains services spéciaux, comme les militaires, la maternité, les vénériennes et les voyageurs indigents.

HOTEL-DIEU DE SAINT-ÉTIENNE

Répartition actuelle des lits dans les divers services.

SERVICES	LITS DE MALADES	LITS DE SERVANTS	TOTAL DES LITS	SERVICES	LITS DE MALADES	LITS DE SERVANTS	TOTAL DES LITS
1° Malades civils.							
FIÉVREUX				BLESSÉS			
Salle St-Joseph	26	2	28	Salle St-Jean	20	2	25
Salle St-André	26	2	28	Salle du croup	3		
Salle St-Pierre	41	3	58	Salle St-Roch	18	2	20
— (contagieux)	14			Salle St-Charles	20	1	21
Salle St-Léon	19	1	20	Salle St-Paul	21	1	22
Pavillon Sauzéa	24	2	26				
Salle Robert	14	1	15				
Salle St-Michel (dépôt)	11	1	12				
TOTAUX	175	12	187	TOTAUX	82	6	88
2° Service des Femmes.							
FIÉVREUSES				BLESSÉES			
Salle Ste-Marie	18	1	19	Salle Ste-Catherine	17	1	
Salle Ste-Thérèse	18	1	19	Salle Ste-Germaine	14	1	45
Salle Ste-Mathilde	18			Salle Ste-Blandine	11	1	
Salle Ste Marguerite (contagieuses)	15	4	45	Maternité	12	2	14
Ste-Marthe (dépôt)	8						
TOTAUX	77	6	83	TOTAUX	54	5	59
3° Malades Militaires.							
FIÉVREUX				BLESSÉS			
Salle St-Maurice	18	1	19	Salle St-Vital	21	1	22
Salle St-Exupère	21	1	22	Salle St-Martin	8	1	9
Salle St-Victor	15	1	16	Salle St-Louis	10	»	10
Salle St-Fortuné	17	»	17	Salle St-Augustin	9	»	9
Chambres d'officiers	4	»	4	Salle des consignés	3	»	3
TOTAUX	75	3	78	TOTAUX	51	2	53
SERVICES SPÉCIAUX				PERSONNEL COUCHANT EN DEHORS DES SERVICES DE MALADES			
Vénériennes	34	4	38				
Enfants assistés	15	2	17				
Voyageurs	10	1	11	Communauté	37		
				Internat	9		58
				Elèves sages-femmes	12		
				Servants et servantes	16		50
				Laveuses et lingères	34		
TOTAUX	59	7	66	TOTAL	108		108

Récapitulation générale des lits de l'Hôtel-Dieu.	LITS DE Malades.	LITS DE Servants.	LITS DE Personnel
1° Malades civils	257	18	»
2° Service des Femmes	131	11	»
3° Malades militaires	126	5	»
4° Services spéciaux	59	7	»
5° Internes, Elèves sages-femmes	»	»	21
6° Communauté	»	»	37
7° Servants et Servantes couchant hors des services	»	»	50
TOTAUX	573	41	108

RÉSUMÉ :

Lits de Malades	573	722
Lits de Servants et Personnel	149	

HOTEL-DIEU. — MOUVEMENT GÉNÉRAL

ANNÉES	NOMBRE DE LITS	RESTANTS AU 1er JANVIER DE CHAQUE ANNÉE	NOMBRE D'ENTRÉES Hommes	NOMBRE D'ENTRÉES Femmes	TOTAL DES RESTANTS ET DES ENTRÉES	NOMBRE de JOURNÉES	PRIX DE REVIENT de la JOURNÉE	MORTALITÉ NOMBRE DE DÉCÈS	MORTALITÉ PROPORTION AU NOMBRE DE MALADES TRAITÉS	DÉPENSES	OBSERVATIONS
1875	472	363	2.845	1.131	4.339	168.533	1f65686	354	8,15 %	278.392f92	En 1840, l'hôpital ne disposait que de 354 lits, de 413 en 1860 et de 467 en 1870, dont il faut défalquer 150 lits pour les militaires jusqu'en 1885, et 131 lits pour le même service à partir de cette époque.
1876		376	2.852	1.231	4.459	169.659	1,88275	368	8,27 »	319.425,48	
1877		325	2.632	1.040	3.997	160.799	1,93628	342	8,55 »	311.351,88	
1878		348	2.961	909	4.218	161.655	2,10951	227	7,75 »	341.012,83	
1879		348	2.611	978	3.937	155.194	2,14252	284	7,22 »	332.506,24	
1880	533	402	2.867	1.016	4.285	167.772	2,11453	339	7,91 »	354.758,92	
1881		351	2.555	934	3.840	158.372	2,16985	321	8,35 »	343.643,48	
1882		347	2.523	955	3.825	161.395	2,30243	308	8,06 »	371.606,58	
1883		379	2.746	995	4.120	165.006	2,24569	305	7,40 »	370.552,32	
1884		357	2.854	1.075	4.286	175.330	2,11450	318	7,41 »	370.735,28	
1885	533	384	3.130	929	4.443	179.055	2,06230	307	6,91 »	369.265,12	
1886		372	3.012	1.017	4.401	178.882	1,97432	302	6,86 »	353.170,31	
1887		377	3.213	1.016	4.606	189.688	1,97464	376	8,16 »	374.565,51	
1888		390	2.855	1.137	4.382	174.083	2,24594	380	8,67 »	396.124,33	
1889		366	2.801	1.325	4.492	178.373	2,19506	370	8,28 »	391.539,58	
1890	551	371	2.925	1.434	4.730	194.919	2,33217	499	10,54 »	454.585,66	
1891		391	2.492	1.414	4.297	207.700	2,29660	422	9,84 »	477.032,44	
1892		403	2.248	1.441	4.092	207.501	2,28963	452	11,04 »	475.122,75	
1893		395	2.346	1.517	4.258	209.176	2,26011	432	10,14 »	473.785,61	
1894		401	2.209	1.504	4.114	210.655	2,22675	425	10,33 »	469.084,43	
1895	565	430	2.424	1.532	4.386	212.666	2,14363	477	10,87 »	456.053,33	

HOTEL-DIEU. — MALADES MILITAIRES

ANNÉES	RESTANT au 1er janvier de chaque année.	ENTRÉES	TOTAL des restants et des entrés.	NOMBRE de JOURNÉES	PRIX de JOURNÉE	MORTALITÉ		OBSERVATIONS
						NOMBRE de décès.	PROPORTION au nombre de malades traités.	
1875	76	810	886	23.687	1f65186	8	0,90 %	Depuis 1764, cet hôpital reçoit les militaires de passage ou en garnison à Saint-Etienne.
1876	96	658	754	28.841	1,88275	14	1,85 »	
1877	31	521	552	17.861	1,93628	16	2,89 »	
1878	61	466	527	20.478	2,10951	11	2,08 »	
1879	55	528	583	19.103	2,14252	9	1,71 »	
1880	96	625	721	21.802	2,11453	22	3,05 »	
1881	55	470	525	18.374	2,16985	15	2,85 »	
1882	56	491	547	17.902	2,30243	7	1,27 »	
1883	70	481	551	14.823	2,24569	4	0,72 »	
1884	28	534	562	14.664	2,11450	14	2,49 »	
1885	29	627	656	14.920	2,06230	12	1,82 »	
1886	36	580	616	15.660	1,97432	17	2,75 »	
1887	28	662	690	20.353	1,97464	21	3,04 »	
1888	39	400	439	13.729	2,24594	12	2,73 »	
1889	31	443	474	13.222	2,19506	10	2,10 »	
1890	32	548	580	15.299	2,33217	13	2,24 »	
1891	44	607	651	16.131	2,29660	10	1,53 »	
1892	31	508	539	12.795	2,28963	12	2,22 »	
1893	37	503	540	11.726	2,02611	18	3,33 »	
1894	26	430	556	11.383	2,22675	11	3,41 »	
1895	32	473	505	13.437	2,14363	20	3,96 »	

HOTEL-DIEU. — MATERNITÉ

ANNÉES	RESTANT au 1er janvier de chaque année	ENTRÉES	TOTAL des restants et des entrées	NOMBRE de JOURNÉES	PRIX de JOURNÉE	MORTALITÉ		OBSERVATIONS
						NOMBRE de DÉCÈS	PROPORTION au nombre de malades traités	
1875	6	134	140	1.730	1f65186	3	2,14 °/o	La fondation du service de la Maternité remonte à 1764, époque à laquelle M. de Moras légua à l'hôpital la somme de 25.000 livres pour fonder à ce qu'il paraît un établissement pr les femmes en couches. Et de fait, le rapport financier du président de l'administration, en l'an IX, parle de l'hospice des femmes en couches, qui ne contenait alors que 4 lits, en termes qui font bien naître la conviction que ce service fut à l'origine tout à fait indépendant des autres services. On n'y recevait alors que des femmes mariées. En l'an IX le président de l'administration pose à ses collègues la question de savoir si l'on ne devrait pas recevoir à l'avenir les femmes non mariées. L'humanité le voudrait, dit-il, mais les bonnes mœurs s'y opposent et la question fût résolue par la négative.
1876	8	133	141	2.125	1,88275	0	»	
1877	5	128	133	1.941	1,93628	2	1,50 °/o	
1878	6	107	113	1.397	2,10951	0	»	
1879	5	129	134	1.910	2,14252	2	1,49 °/o	
1880	6	134	140	1.902	2,11453	0	»	
1881	7	111	118	1.567	2,16985	0	»	
1882	3	127	130	1.976	2,30243	0	»	
1883	3	151	154	2.256	2,24569	1	0,66 °/o	
1884	9	170	179	2.233	2,11450	3	1,67 »	
1885	8	156	164	2.001	2,06230	1	0,60 »	
1886	8	194	202	2.080	1,97432	1	0,48 »	
1887	6	164	170	1.818	1,97464	1	0,58 »	
1888	8	185	193	2.176	2,24594	2	1,03 »	
1889	11	226	237	2.427	2,19506	1	0,42 »	
1890	6	215	221	2.106	2,33217	3	1,35 »	
1891	4	228	232	3.116	2,29660	2	0,86 »	
1892	4	250	254	2.987	2,28963	4	1,57 »	
1893	3	282	285	2.983	2,29011	4	1,40 »	
1894	6	270	276	3.030	2,22675	3	1,08 »	
1895	8	256	264	3.453	2,14363	7	2,65 »	

HOTEL-DIEU. — VÉNÉRIENNES

ANNÉES	RESTANT au 1er janvier de chaque année.	ENTRÉES	TOTAL des restants et des entrés.	NOMBRE de JOURNÉES	PRIX de JOURNÉE	MORTALITÉ		OBSERVATIONS
						NOMBRE de décès.	PROPORTION au nombre de malades traités.	
1875	28	150	178	8.390	1f65186	0	»	
1876	23	157	180	10.063	1,88275	1	0,55 %	
1877	27	204	231	12.398	1,93628	0	»	
1878	39	147	186	14.447	2,10951	1	0,53 %	
1879	31	92	123	11.822	2,14252	0	»	
1880	35	119	154	12.754	2,11453	0	»	
1881	42	86	128	11.643	2,16985	0	»	
1882	31	117	148	11.217	2,30243	0	»	
1883	24	132	156	10.857	2,24569	0	»	
1884	34	202	236	11.432	2.11450	0	»	
1885	38	159	197	12.955	2,06230	0	»	
1886	30	121	151	14.516	1,97432	0	»	
1887	46	176	222	17.396	1,97464	0	»	
1888	48	178	226	9.294	2,24594	0	»	
1889	25	192	217	9.801	2,19506	0	»	
1890	28	192	220	9.691	2,33217	1	0,45 %	
1891	22	163	185	9.845	2,29660	1	0,54 %	
1892	28	159	187	9.332	2,28963	0	»	
1893	24	168	192	9.108	2,26011	0	»	
1894	28	142	170	9.756	2,22675	0	»	
1895	29	133	162	8.638	2,14363	0	»	

HOTEL-DIEU. — VOYAGEURS INDIGENTS

ANNÉES	RESTANT au 1er janvier de chaque année.	ENTRÉES	TOTAL des entrants et des entrés.	NOMBRE de JOURNÉES	PRIX de JOURNÉE	MORTALITÉ		OBSERVATIONS
						NOMBRE de décès.	PROPORTION au nombre de malades traités.	
1875	4	164	168	1.062	1f65186	1	0,59 °/o	Depuis 1891, ce service des voyageurs semble avoir dévié de sa destination première. Il ne présente plus aucun mouvement dans les entrées et les sorties ; on en a fait un dépôt d'incurables, les voyageurs trouvant à l'Asile de nuit ce qu'ils venaient demander à l'Hôtel-Dieu avant cette dernière institution charitable.
1876	4	264	268	1.213	1,88275	4	1,49 »	
1877	7	324	331	1.973	1,93628	5	1,51 »	
1878	3	660	663	2.526	2,10951	3	0,45 »	
1879	5	603	608	3.331	2,14252	1	0,16 »	
1880	8	506	514	2.987	2,11453	2	0,39 »	
1881	7	363	370	3.116	2,16985	0	»	
1882	8	482	490	3.110	2,30243	0	»	
1883	10	635	645	2.975	2,24569	0	»	
1884	6	899	905	2.845	2,11450	0	»	
1885	10	1.154	1.164	3.585	2,06230	0	»	
1886	10	1.223	1.233	3.476	1,97432	1	0,08 °/o	
1887	10	1.181	1.191	3.568	1,97464	2	0,15 »	
1888	10	916	926	3.532	2,24594	0	»	
1889	10	689	696	3.775	2,19506	1	0,14 °/o	
1890	10	380	390	3.694	2,33217	4	1,02 »	
1891	10	44	54	4.037	2,29660	0	»	
1892	13	20	33	3.976	2,28963	0	»	
1893	11	9	20	3.658	2,26011	4	20,00 °/o	
1894	10	9	19	3.882	2,22675	1	5,21 »	
1895	10	9	19	3.700	2,14363	2	10,57 »	

L'ŒUVRE DES CONVALESCENTS

Cette Œuvre fait pour ainsi dire partie de l'Hôtel-Dieu, et c'est à ce titre que nous nous en occupons à cette place.

En 1854, M. l'abbé Poyet, alors premier aumônier de l'Hôtel-Dieu, que ses fonctions avaient mis à même de constater le dénuement dans lequel se trouvent un grand nombre de malades à leur sortie de l'hôpital, s'assura le concours de quelques personnes dévouées et fonda l'Œuvre des Convalescents.

Au début, cette Œuvre rencontra quelques-unes des difficultés qui s'attachent inévitablement aux meilleures et aux plus nobles causes. Elle ne tarda pas néanmoins à être appréciée, et elle gagna en peu de temps la faveur publique. Fondée avec le patronage et l'appui de M. Thuilier, alors préfet de la Loire, et de M. Faure, maire de Saint-Etienne à cette époque, elle ne rencontra pas une moindre faveur auprès de M. Sencier, successeur de M. Thuilier, et ces honorables fonctionnaires traduisaient annuellement leur bienveillance par une cotisation personnelle. Il fut même un temps (vingt ans environ) où le Conseil municipal allouait à cette Œuvre 1.200 francs de subvention annuelle.

Les ressources de l'Œuvre des Convalescents sont fournies par des souscriptions annuelles de 12 francs, par des dons particuliers et par la quête faite le jour de la fête de l'Œuvre. Les administrateurs des Hospices, appréciant les bienfaits de cette fondation charitable, ne se contentent pas de l'encourager, ils la soutiennent par un don annuel de 1.000 francs, et les directeurs des mines lui fournissent gratuitement une quantité de charbon presque suffisante. Le total des revenus varie, entre sept et douze mille francs, suivant l'importance des dons qui lui sont faits chaque année.

Maintenant, voici son but : aux uns elle fournit provisoirement un logement et les remèdes qu'ils doivent continuer pour terminer leur convalescence; à la plupart, elle distribue des bons de pain, de viande, du charbon et des vêtements de toute sorte. Elle accorde également un trousseau pour les enfants légitimes nés à la Maternité et un secours à leurs mères. Pour quelques-uns, elle se charge des frais de rapatriement; à quelques autres, à des jeunes filles surtout ou à des tuberculeuses au début de leur maladie, elle procure, en été, un séjour de quelques semaines à la campagne, afin de rétablir plus rapidement leur santé.

Conçue dans un esprit vraiment libéral, cette Œuvre ne fait aucune exception de personnes; elle ne regarde ni à la religion, ni au pays, elle ne voit, dans tous les convalescents pauvres qui sortent de l'hôpital, que des malheureux qui ont besoin d'être assistés, et elle les assiste dans une égale mesure.

HOSPICE DE LA CHARITÉ

Historique. — L'hospice de la Charité, qui occupe actuellement une surface de 23.345 mètres carrés de terrain, est isolé des habitations voisines par les rues Valbenoîte, Saint-Roch, de la Charité, de la Badouillère et par la rue Michelet.

Cette institution hospitalière fut fondée, en 1682, par messire Guy Colombet, curé de l'église de Saint-Etienne, et voici dans quelles conditions :

Le 3 mars 1679, fut passé par devant Mᵉ Desverneys, notaire, le contrat de fondation de la première école gratuite de notre ville par le curé Guy Colombet et c'est dans une dédicace adressée par lui, en 1682, aux fondateurs de cette école pour les pauvres, que nous trouvons la première idée de la fondation de la Charité. « Messieurs, leur disait-il, comme la fin d'une bonne œuvre doit être le commencement d'une autre, vous voulez bien que je me serve du succès de la fondation de cette école pour vous exciter à entreprendre celle d'une maison de charité. Nous n'avons qu'à commencer. » Et, de fait, dans cette même année, le 28 août 1682, la maison de charité et aumône générale fut fondée par les principaux habitants de Saint-Etienne, de concert avec messire Guy Colombet.

Cet homme de bien, informé que plusieurs personnes de qualité, stéphanoises d'origine, mais résidant à Lyon, connaissaient parfaitement l'administration de l'aumône générale de Lyon, pour y avoir été employées et notamment les sieurs Bérardier, Bernoud et Jacquier, qui avaient fait preuve d'un zèle particulier pour cet établissement, le curé Colombet se rendit à Lyon pour s'entendre avec eux dans le but de fonder à Saint-Etienne une maison du même genre. Il fut convenu, tout d'abord, qu'on ne pouvait commencer sans avoir un fonds de 40.000 livres au moins, afin de disposer d'un revenu annuel de 2.000 livres. Il fut convenu aussi que ce revenu ne pourrait jamais être affecté qu'aux dépenses nécessaires pour la nourriture, les vêtements des pauvres infirmes et en distribution de pain aux pauvres extérieurs qui ne pourraient être reçus à la dite maison de charité.

Les bourgeois, dont nous venons de citer les noms, ouvrirent aussitôt une souscription chez leurs amis et connaissances et chez toutes les personnes originaires de Saint-Etienne, habitant la ville de Lyon. Les sommes souscrites dans cette ville atteignirent le total de 15.000 livres, somme que les souscripteurs s'engageaient à verser si dans la ville de Saint-Etienne il se trouvait, comme dit l'acte de fondation, la charité suffisante pour composer, avec la somme ci-dessus, la sus-dite de 40.000 livres pour le moins.

Cette promesse en poche, messire Guy Colombet revint à Saint-Etienne pour se mettre à l'œuvre. Ses peines furent bien vite couronnées de succès, et il trouva tant à Saint-Etienne que dans les environs les souscriptions nécessaires pour parfaire la somme convenue de 40.000 livres. Il trouva exactement 27.267 livres, non compris des pensions à vue et à temps qui se montaient à 640 livres. Tels furent les premiers fonds avec lesquels fut fondée la maison de charité. L'acte de fondation a conservé pieusement la liste de ces premiers bienfaiteurs.

Le succès paraissant assuré, le curé Colombet retourne à Lyon, accompagné des échevins de Saint-Etienne, pour informer l'archevêque de ce beau commencement. Dans cette entrevue, l'archevêque leur promit son appui pour obtenir de Sa Majesté les lettres patentes nécessaires, et, sur leur demande, il leur accorda encore une mission. Du reste, l'occasion était favorable. Il se trouvait en ce moment, à Saint-Didier-en-Velay, trois missionnaires de la Compagnie de Jésus venant de travailler en Bretagne à l'établissement de semblable maison. A la prière du curé Colombet, des échevins et des habitants, ils se rendirent à Saint-Etienne vers le mois de mai 1682. « Il auraient, dit l'acte de fondation, si fortement insinué à tout le peuple combien il leur importait de contribuer chacun selon son pouvoir à faire réussir ce grand ouvrage, que tous s'empressant pour y prendre part, chacun d'eux inspiré par l'exemple de son voisin, portait à la rue des meubles, nippes, vaisselle et autres choses nécessaires dans une maison de charité. »

Devant une pareille manifestation, les échevins convoquèrent, le 28 août 1682, une assemblée des notables habitants de Saint-Etienne, à l'effet de régulariser certaines délibérations antérieures (en date du 19 avril et du 27 mai 1682), relatives au même sujet, et pour établir définitivement le contrat de fondation de la maison de charité et aumône générale de la ville de Saint-Etienne-en-Forez.

Le plus difficile était fait. Il restait cependant à faire approuver les règlements et à obtenir les lettres patentes du roi. Au lieu de difficultés, ce fut au contraire l'occasion de nouvelles ressources pour l'institution naissante.

L'archevêque de Lyon, Camille de Neufeville, approuva ce règlement par ordonnance du 20 juillet 1683.

Louis XIV, en son Conseil d'Etat tenu à Fontainebleau, le 23 octobre 1684, confirma et autorisa l'érection de la maison de Charité de Saint-Etienne, ainsi que ses statuts et règlement, attribua à cette maison, sur la demande des échevins et des habitants, une redevance de quatre bichets de blé par semaine, due aux pauvres de Saint-Etienne par l'abbé de Valbenoîte, et permit aux échevins et habitants de Saint-Etienne d'imposer, au profit de la maison de charité, cinq sols sur chaque asnée de vin qui entrerait en ville.

Cet arrêt du Conseil d'Etat fut suivi des lettres patentes du Roi, données à Versailles, au mois de mars 1685, par lesquelles il confirma cette fondation, lui accorda de nouvelles faveurs, et augmenta les pouvoirs et les prérogatives des administrateurs. Le Roi permet aux administrateurs de recevoir dons et legs, d'acquérir et de posséder, et leur accorde une sorte de droit d'expropriation « pour la nécessité et commodité de la maison de charité » si les propriétaires voisins refusent de s'arranger à l'amiable. Le Roi, outre les avantages faits à la maison de Charité par l'arrêt rendu en Conseil d'Etat, lui attribue les dons, legs et condamnations d'amendes faits ou prononcés à Saint-Etienne, en faveur des pauvres, sans désignation particulière, plus un quart des marchandises confisquées à Saint-Etienne. Il prescrit un don modique à la maison de charité par les officiers de judicature lors de leur réception, par les ouvriers et apprentis lors de leurs brevets, par les marchands lors de la location de leurs boutiques; il ordonne que les greffiers et notaires donneront avis et fourniront gratuitement extrait des dispositions au profit des pauvres, et il enjoint aux notaires « d'avertir les testateurs de faire quelques legs à la maison de charité, et de faire mention dans les testaments que l'avertissement en aura été fait, à peine de quatre livres d'amende. »

Voilà de sages mesures, dont il est regrettable qu'on ait perdu le souvenir et l'habitude !

Et le Roi, animé du désir de former de bons ouvriers parmi les orphelins et les pauvres de la Charité, invite les administrateurs à y appeler des artisans habiles et expérimentés pour montrer aux pauvres les arts et métiers auxquels ils seront destinés, et il accorde aux uns et aux autres le privilège d'être reçus maîtres dans leur métier, sans être tenus à faire aucun chef-d'œuvre, après six ans de travail à la Charité. Enfin, les lettres patentes se terminent par la disposition suivante : « et afin que les administrateurs ne puissent être distraits d'un service si important au public et à la gloire de Dieu, nous voulons que pendant le temps de leur administration ils soient exempts de toutes tutelles, curatelles, gardes des portes et généralement de toutes charges publiques. »

Suivant nos vieilles franchises, les lettres patentes comme les autres actes de l'autorité royale, avaient besoin d'enregistrement; et, préalablement, dans les matières ecclésiastiques on demandait le consentement épiscopal. Le 23 mai 1685, l'archevêque de Lyon, Camille de Neufville, donna ce consentement à l'enregistrement des lettres patentes du roi.

C'est ainsi (nous copions M. C.-P. Testenoire), que le fondateur de la Charité avait su intéresser à son œuvre, d'abord les magistrats de la ville, puis l'archevêque, le Conseil d'Etat et le roi lui-même; mais il n'avait pas attendu ces hautes approbations pour agir. Dès le 11 juin 1682, à la suite d'une procession générale, il conduisit cent-vingt pauvres, jeunes et vieux, dans la maison de Mlle Maisonnette, rue Tarentaize, et, dans son audacieuse charité, il devançait et les autorisations du pouvoir et les bienfaits du public; mais ni les uns ni les autres ne devaient lui faire défaut; chaque jour la charité des habitants de Saint-Etienne venait pourvoir à la nourriture et à l'entretien des pensionnaires de la Charité; lui-même et, à son exemple, d'autres prêtres ou de bons Stéphanois, parcouraient les rues et recueillaient le pain, la viande et les vêtements que des bourriques, dit la chronique, portaient chaque jour au logis de Maisonnette.

Cette première installation de la maison de Charité n'était que temporaire. Huit ans plus tard, le 19 septembre 1690, le curé Guy Colombet partait de son église et, accompagné de la ville entière, il allait, délégué par son archevêque, bénir la première pierre de la maison définitive du nouvel hospice de la Charité, dans le lieu où il est encore, qui s'appelait alors le bois de Vincennes, et qui était un vaste jardin peuplé de grands arbres, donné à cet effet par M. Blachon, lors de la souscription ouverte pour la fondation de la Charité.

Des donations importantes vinrent assurer l'avenir de cet hospice. Mentionnons le don fait par Isaac-Natal Mollin, lequel vendit sa charge de trésorier de France au prix de 36.000 francs pour remettre cette somme à la maison de Charité, et Pierre Mollin, prêtre sociétaire de Saint-Etienne et parent du trésorier, qui vendit ses biens patrimoniaux, qu'on n'estime pas à moins de 50.000 francs pour aider à soulager les pauvres, ne se réservant qu'une modique pension.

On peut se rendre compte par ces exemples combien était profond le mouvement de charité qui se manifestait alors dans cette ville bien moins riche et bien moins populeuse que de nos jours. Le fondateur de cet hospice ne devait pas l'oublier en mourant. Par testament il lui laissa la somme de 3.000 livres, dont le revenu, joint à celui de 1.000 livres par lui déjà données et versées, devait être employé, en partie, au soutien et soulagement des filles du Refuge.

Cette institution des filles pénitentes du Refuge, que l'on trouve déjà fondée depuis 21 ans environ, dit la donation de Mlle Marie-Blanche Guilliermin en 1705, s'est perpétuée jusqu'à nous. Elle continue d'exister, non plus à la Charité, mais à l'Hôtel-Dieu, où ces filles sont employées à divers travaux dans la maison.

Dans les notes suivantes, extraites de papiers de l'époque, nous donnons un aperçu du développement progressif de l'Hospice de la Charité.

1683. — La maison de Charité se compose de 120 personnes :

6 bienfaiteurs ou officiers ;
10 servantes ;
8 hommes pauvres ;
15 femmes pauvres ;

33 garçons pauvres;
48 filles pauvres.

1725. — Le total de la maison, non compris le personnel, comprend :

44 hommes invalides;
133 femmes invalides;
142 enfants.

An V de la République française;

95 hommes invalides;
132 femmes invalides;
92 enfants invalides.

Total : 307 individus dont il faut déduire, pour le personnel servant, 28 personnes.

Les recettes étaient alors de 45.952 francs et les dépenses de 45.562 francs.

En 1806, ce chiffre d'assistés n'avait guère augmenté, il était de 320, servants compris.

Le service intérieur de l'Hospice de la Charité est confié à la Congrégation des filles de la Charité de Saint-Vincent de Paul, suivant traité en date du 11 juillet 1834. Avant cette époque, le service était assuré, sous la direction d'un économe, par des filles sans caractère hospitalier, ayant le titre honorifique de sœurs, mais que l'administration ne regardait que comme des filles à gage, ainsi que s'exprime la délibération du 8 août 1834.

Ce régime demi-laïque, imitation de ce qui existe encore à Lyon, fut aussi tenté à l'Hôtel-Dieu. En 1810, les sœurs Augustines qui dirigeaient ce dernier établissement, se trouvant réduites au nombre de 9, dont 3 sœurs converses, presque toutes accablées par le poids des ans ou des infirmités, la Commission résolut de les remplacer et d'introduire à l'Hôtel-Dieu le régime fonctionnant à l'Hospice de la Charité. La tentative ne fut pas très heureuse, semble-t-il, puisqu'en 1830 on appelait à l'Hôtel-Dieu les sœurs de Nevers, et, en 1834, les sœurs de Saint-Vincent de Paul, à la Charité.

Dans les tableaux suivants, nous avons indiqué la répartition des lits, telle qu'elle existe actuellement à la Charité, et le mouvement général de cet hospice pendant ces vingt dernières années. Pour que l'on puisse se rendre un compte plus exact de l'activité des divers services, nous avons ensuite donné le mouvement propre aux Vieillards, aux Incurables, aux Enfants et aux Aliénés pendant le même laps de temps.

HOSPICE DE LA CHARITÉ

Nombre de lits au 1er janvier 1896.

LITS D'HOMMES

Hommes âgés et infirmerie	102		
Hommes incurables et infirmerie	110		
Hommes épileptiques et idiots	33		
Aliénés	6	327	
Petits garçons et infirmerie	64		
Servants	11		
Personnel	1		

LITS DE FEMMES

Femmes âgées et infirmerie	102		738
Femmes incurables et infirmerie	127		
Femmes idiotes et épileptiques	47		
Aliénées	6	366	
Petites filles et infirmerie	58		
Servants	26		
Sœurs et postulantes, infirmerie		45	

En 1890, le nombre et la répartition des lits était déjà la même.

HOSPICE DE LA CHARITÉ. — MOUVEMENT GÉNÉRAL

ANNÉES	NOMBRE DE LITS	RESTANTS AU 1er JANVIER DE CHAQUE ANNÉE	ENTRÉS				TOTAL DES RESTANTS ET DES ENTRÉS	NOMBRE TOTAL de JOURNÉES	JOURNÉES DE SERVANTS comprises dans la colonne précédente	PRIX de JOURNÉE	MORTALITÉ		DÉPENSES	OBSERVATIONS
			HOMMES	FEMMES	GARÇONS	FILLES					NOMBRE DE DÉCÈS	PROPORTION au total des assistés		
1875	590	579	139	77	15	6	816	228.466	17.471	1f 15237	93	11,39 %	263.277f 36	Dans ce chiffre de 655 lits ne sont pas compris : 45 sœurs ou postulantes ; 38 servants ou servantes. En 1840, l'hospice de la Charité ne contenait que 444 lits, 464 en 1850, 584 en 1860, personnel compris.
1876		570	113	89	13	1	786	227.880	18.509	1,20176	76	9,66 »	273.857,06	
1877		576	111	99	8	4	798	227.059	18.556	1,24492	93	11,65 »	282.670,29	
1878		571	102	99	6	6	784	228.207	18.510	1,29929	76	9,69 »	296.507,07	
1879		570	100	91	10	5	776	231.167	19.041	1,17220	68	8,77 »	270.973,95	
1880	616	580	105	104	4	5	798	232.414	19.700	1,35861	82	10,27 »	315.759,98	
1881		582	113	89	2	4	790	232.806	19.681	1,36807	62	7,84 »	318.494,90	
1882		584	94	86	8	6	778	235.419	19.790	1,30301	59	7,58 »	306.733,31	
1883		600	88	85	4	4	781	233.951	19.931	1,32029	58	7,42 »	308.883,16	
1884		573	94	122	12	4	805	239.315	22.794	1,32630	82	10,18 »	317.403,48	
1885	643	595	132	116	7	10	860	246.033	22.993	1,25644	67	8,37 »	309.125,70	
1886		625	110	98	5	4	842	252.735	26.175	1,18263	71	8,55 »	299.215,49	
1887		628	112	114	7	6	867	250.994	23.315	1,18391	91	10,49 »	297.186,63	
1888		628	152	110	8	6	904	252.604	22.926	1,14590	86	9,51 »	289.999,34	
1889		638	107	114	13	4	876	256.416	22.632	1,16504	84	9,58 »	298.963,90	
1890	655	630	116	119	11	5	881	255.029	23.507	1,41160	89	10.10 »	359.996,11	
1891	655	627	148	141	21	2	939	253.197	24.459	1,35313	71	7,56 »	342.643,15	
1892	655	633	144	124	14	10	925	256.442	25.969	1,34791	88	9,51 »	347.012,09	
1893	655	629	118	108	5	2	862	254.602	26,060	1,31046	75	8,70 »	333.663,81	
1894	655	628	128	115	6	3	880	253.242	25.914	1,31447	88	10,00 »	332.907,04	
1895	655	620	123	142	13	7	905	252,756	25.652	1,30743	94	10,38 »	330.476,74	

HOSPICE DE LA CHARITÉ. — VIEILLARDS

ANNÉES	RESTANT au 1er janvier de chaque année.	ENTRÉS		TOTAL des restants et des entrés.	NOMBRE de JOURNÉES	PRIX de JOURNÉE	MORTALITÉ		OBSERVATIONS
		HOMMES	FEMMES				NOMBRE de décès.	PROPORTION au nombre total des assistés.	
1875	150	27	19	196	53.491	1f15237	39	19,89 %	
1876	147	26	18	191	52.897	1,20176	43	22,46 »	
1877	138	20	24	182	53.330	1,24492	34	18,68 »	
1878	145	23	27	195	57.742	1,29929	37	18,97 »	
1879	155	22	25	202	54.919	1,17220	47	23,26 »	
1880	151	22	23	196	53.944	1,35861	46	23,46 »	
1881	147	18	26	191	58.349	1,36807	30	15,70 »	
1882	158	18	16	192	57.742	1,30301	30	15,63 »	
1883	159	19	19	197	56.689	1,32029	37	18,78 »	
1884	148	26	32	206	58.508	1,32630	41	19,90 »	
1885	158	34	24	216	61.982	1,25644	40	18,51 »	
1886	172	24	21	217	62.737	1,18263	44	20,27 »	
1887	168	21	35	224	59.445	1,18391	53	23,65 »	
1888	165	38	28	231	60.549	1,14590	52	22,51 »	
1889	175	23	25	223	62.853	1,16504	44	19,73 »	
1890	168	34	26	228	63.554	1,41160	46	20,17 »	
1891	171	39	20	230	63.156	1,35313	43	19,69 »	
1892	175	32	30	237	62.647	1,34791	45	18,98 »	
1893	175	18	20	213	61.932	1,31046	32	15,02 »	
1894	170	25	27	222	60.923	1,31447	54	24,32 »	
1895	164	29	41	234	61.813	1,30743	59	25,21 »	

HOSPICE DE LA CHARITÉ. — INCURABLES

ANNÉES	RESTANT au 1er janvier de chaque année.	ENTRÉS		TOTAL des restants et des entrés.	NOMBRE de JOURNÉES	PRIX de JOURNÉE	MORTALITÉ		OBSERVATIONS
		HOMMES	FEMMES				NOMBRE de décès.	PROPORTION au nombre total des assistés.	
1875	328	53	17	398	118.285	1f15237	48	12,06 °/o	Dans ce service des incurables est compris le service du Refuge qui absorbe 67 lits pour les idiots des deux sexes et 20 lits pour les épileptiques.
1876	320	28	27	375	118.108	1,20176	28	7,46 »	
1877	330	33	23	386	117.184	1,24492	47	12,17 »	
1878	324	25	21	370	113.002	1,29929	36	9,72 »	
1879	309	20	18	347	116.203	1,17220	18	5,15 »	
1880	319	23	16	358	116.945	1,35861	30	8,37 »	
1881	321	19	14	354	113.136	1,36807	28	7,90 »	
1882	309	19	17	345	114.383	1,30301	24	6,95 »	
1883	318	9	9	336	114.796	1,32029	15	4,46 »	
1884	309	23	36	368	115.070	1,32630	31	8,42 »	
1885	319	27	38	384	116.413	1,25644	25	6,51 »	
1886	330	26	13	369	121.992	1,18263	21	5,69 »	
1887	335	27	22	384	121.344	1,18391	33	8,59 »	
1888	333	47	20	400	121.437	1,14590	26	6,50 »	
1889	340	27	31	398	124.823	1,16504	33	8,29 »	
1890	344	28	13	385	123.684	1,41160	27	7,01 »	
1891	339	29	40	408	123.759	1,35313	21	5,14 »	
1892	341	36	19	396	125.119	1,34791	34	8,58 »	
1893	338	20	14	372	123.679	1,31046	27	7,25 »	
1894	337	23	20	380	123.535	1,31447	37	9,73 »	
1895	339	20	30	389	122.710	1.30743	30	7,71 »	

HOSPICE DE LA CHARITÉ. — ENFANTS

ANNÉES	RESTANT au 1er janvier de chaque année.	ENTRÉS		TOTAL des restants et des entrés.	NOMBRE de JOURNÉES	PRIX de JOURNÉE	MORTALITÉ		OBSERVATIONS
		GARÇONS	FILLES				NOMBRE de décès.	PROPORTION au nombre total des assistés.	
1875	98	15	6	119	37.127	1f15237	2	1,36 %	
1876	99	13	1	113	36.458	1,21076	0	»	
1877	102	8	4	114	35.676	1,24492	3	2,63 %	
1878	98	6	6	110	36.532	1,29929	0	»	
1879	99	10	5	114	38.319	1,17220	1	0,87 %	
1880	105	4	5	114	38.095	1,35861	1	0,87 »	
1881	109	2	4	115	38.318	1,36807	0	»	
1882	105	3	2	110	39.814	1,30301	0	»	
1883	114	4	4	122	39.168	1,32029	0	»	
1884	108	12	4	124	40.106	1,32630	0	»	
1885	113	7	10	130	41.820	1,25644	0	»	
1886	116	5	4	125	41.382	1,18263	1	0,80 %	
1887	116	7	6	129	43.155	1,18391	0	»	
1888	117	8	6	131	42.937	1,14590	1	0,76 %	
1889	115	13	4	132	41.635	1,16504	2	1,51 »	
1890	111	11	5	127	40.967	1,41160	1	0,78 »	
1891	112	21	2	135	39.579	1,35313	0	»	
1892	112	14	10	136	40.871	1,34791	2	1,47 »	
1893	115	5	2	122	41.146	1,31046	3	2,45 »	
1894	112	6	3	121	41.501	1,31447	1	0,82 »	
1895	109	13	7	129	40.056	1,30743	1	0,77 »	

HOSPICE DE LA CHARITÉ. — ALIÉNÉS

ANNÉES	RESTANT au 1er janvier de chaque année.	NOMBRE DES ADMIS		TOTAL des restants et des entrés.	NOMBRE de JOURNÉES	MORTALITÉ		SORTIS sans avoir été envoyés à l'asile.		OBSERVATIONS
		HOMMES	FEMMES			NOMBRE de décès.	PROPORTION au nombre total des assistés.	HOMMES	FEMMES	
1875	3	59	41	103	2.092	4	3,88 %	16	9	Comme nous le verrons, à propos de l'hospitalisation des aliénés, ces malades ne sont que de passage à la Charité.
1876	4	59	44	107	1.908	5	4,67 »	8	8	
1877	6	58	52	116	2.313	9	7,75 »	8	7	
1878	4	54	51	109	2.221	3	2,75 »	8	4	
1879	7	58	48	113	2.685	2	1,76 »	3	2	
1880	6	59	65	131	2.830	5	3,81 »	8	9	
1881	5	76	49	130	3.322	4	3,07 »	7	7	
1882	12	57	53	122	3.693	5	4,09 »	7	13	
1883	9	60	57	126	3.367	6	4,76 »	9	10	
1884	8	45	54	107	2.837	10	9,34 »	5	7	
1885	5	71	54	130	2.825	2	1,53 »	6	4	
1886	7	60	64	131	3.439	5	3,81 »	7	12	
1887	9	64	57	130	3.735	5	3,84 »	13	8	
1888	13	67	62	142	4.755	7	4,92 »	17	11	
1889	8	57	58	115	4.473	5	4,34 »	13	10	
1890	7	54	80	139	3.317	11	7,90 »	10	12	
1891	5	80	81	166	2.444	7	4,21 »	11	13	
1892	5	76	75	156	1.836	7	4,48 »	12	8	
1893	1	80	74	155	1.785	9	5,80 »	5	4	
1894	9	80	78	167	2.369	6	3,59 »	11	3	
1895	8	73	69	150	1.824	4	2,66 »	9	4	

HOSPITALISATION DES ALIÉNÉS

DANS LE DÉPARTEMENT DE LA LOIRE

Le Département ne possède pas d'asile.

Les aliénés, après avoir été reconnus dangereux pour la sécurité publique, sont dirigés sur les hôpitaux de Saint-Etienne, ou sur ceux de Montbrison s'ils appartiennent à l'arrondissement de Montbrison ou de Roanne. Là, ils sont mis en observation pendant un temps plus ou moins long. Puis, sur le rapport des médecins chargés de ce service, après un supplément d'enquête faite par la police, la préfecture décide si oui ou non l'aliéné sera transféré définitivement dans un asile spécial. Si oui, les hommes sont dirigés sur l'asile de Saint-Jean-de-Dieu, à Lyon, et les femmes au Puy ou à Clermont, selon qu'elles sortent des hôpitaux de Saint-Etienne, de Montbrison ou de Roanne. Toutes ces formalités sont assez longues ; quinze jours, trois semaines s'écoulent, et souvent davantage. Le moment le plus favorable à la guérison de la folie est ainsi perdu.

Une fois transférés dans les asiles de Lyon, du Puy ou de Clermont, nos aliénés sont forcément abandonnés par leur famille. Comment en serait-il autrement ? Ce sont des voyages longs et coûteux qu'il faut entreprendre pour aller leur rendre visite.

Le prix de journée revient à 1 fr. 10 pour les hommes, à 1 fr. 05 pour les femmes.

Les guérisons ne sont pas très nombreuses, eu égard au chiffre considérable d'aliénés que le département de la Loire entretient dans les trois établissements privés du Puy, de Clermont et de Saint-Jean-de-Dieu à Lyon. La raison principale en est dans le fait que les admissions au compte des départements s'opèrent, en général, de plus en plus tardivement, et que c'est là une des principales causes de l'incurabilité de la folie.

Nous mettons ici sous les yeux du lecteur le tableau des aliénés présents dans les asiles à la fin de ces dernières années, avec la dépense annuelle payée tant par le département que par les communes.

Année	Total	Par sexe	Total des dépenses.	
1864	421	pour les deux sexes.	128,995	francs.
1874	559	321 H. / 238 F.	185,478	—
1885	835	445 H. / 390 F.	326,860	—
1886	841	450 H. / 391 F.	302,152	—
1887	846	438 H. / 408 F.	329,384	—
1888	839	415 H. / 424 F.	348,989	—
1889	867	429 H. / 438 F.	348,549	—
1890	890	441 H. / 449 F.	359,613	—
1891	924	447 H. / 477 F.	360,536	—
1892	922	438 H. / 484 F.	369,602	—
1893	952	459 H. / 493 F.	380,897	—
1894	958	457 H. / 501 F.	390,650	—
1895	971	451 H. / 520 F.	379,982	—

Ces chiffres sont instructifs ; nous ne sommes pas encore arrivés à l'état stationnaire, nous montons toujours, nous avons plus que doublé le chiffre de nos aliénés de 1864, et la dépense a triplé.

Le nombre des hommes a augmenté et, depuis sept ans, la proportion des femmes est arrivée à dépasser celle des hommes. Nous tendons à nous rapprocher de la statistique officielle qui a toujours constaté que, dans l'ensemble des services, la proportion des femmes l'emporte sur celle des hommes.

Voilà donc où nous en sommes : à 971 aliénés à la fin de l'année 1895, et ce chiffre ira encore en augmentant les années suivantes, car on sait que la population dans les asiles d'aliénés tend plutôt à augmenter qu'à décroître. L'aliénation, dans sa fréquence, suit la civilisation, elle en est le parasite, elle vit et s'accroît avec elle et à ses dépens, a dit un médecin philosophe. Un auteur allemand, le docteur Splinger, exprime en d'autres termes la même opinion : il pense que la folie, dans les divers Etats, est en raison directe de la somme des libertés dont y jouissent les peuples.

HOSPICE DU CALVAIRE

L'Hospice du Calvaire est une fondation essentiellement privée. Le but de cette œuvre humanitaire est de grouper des dames veuves qu'anime l'esprit d'abnégation, et de les livrer à l'exercice d'une charité plus qu'ordinaire, envers un certain nombre de femmes incurables, atteintes de plaies cancéreuses ou d'ulcères, qu'elles assistent dans un hospice. Un certain nombre de veuves malheureuses et délaissées y trouvent aussi un asile dans leur vieillesse et leur indigence.

Le début en fut très modeste à Saint-Etienne. Quelques dames généreuses, réunissant leurs efforts, en 1875, louèrent d'abord une humble maison à la Croix du Garat, à la Digonnière, pour y assister deux ou trois incurables. Vers la fin de la même année, les malades furent transférées dans la maison Carteron, rue de l'Abée-de-l'Epée. Les difficultés furent ce qui manqua le moins à l'Œuvre naissante ; grâce cependant à quelques dons généreux, on procéda, en avril 1876, à une organisation plus complète, la maison Jussy put être achetée et l'on construisit, à peu de frais, une salle fort insuffisante à tous les points de vue. Par des acquisitions successives, cet hospice, à l'état fœtal, devint bientôt propriétaire de la maison Mœvus et de quelques parcelles de terrain, et l'on s'y établit définitivement. Depuis, le petit hospice a prospéré, il a augmenté le nombre de ses lits ;

l'examen de son avoir lui a permis de concevoir et d'exécuter une organisation nouvelle, digne de lui, digne de son noble but, organisation qui ne laisse absolument rien à désirer au point de vue du confortable et de l'hygiène surtout.

Sur le plan théorique que nous lui avions fourni, M. Fayon, architecte, commença la construction du nouvel hospice, le 19 mars 1892, et il fut inauguré le 17 juin 1893. L'ensemble des constructions n'a guère dépassé la somme de 200.000 francs.

L'œuvre est dirigée par une dame veuve, assistée de trois autres dames veuves elles-mêmes. Quatre filles de service mettent l'ordre dans la maison et se tiennent à la disposition des malades. Les pansements sont faits deux fois par jour par des dames de la ville qui montent au Calvaire à une heure déterminée, une ou deux fois par semaine. Comme on le voit, c'est la charité antique et personne n'est payé dans la maison; dames ou filles auxiliaires, toutes donnent gratuitement leur travail.

Le nouvel établissement du Calvaire s'élève dans le voisinage de l'ancien, au sommet de la colline Sainte-Barbe. Il se compose d'une seule salle de malades, assez spacieuse pour recevoir trente lits, qui sont toujours occupés. C'est un simple rez-de-chaussée surélevé de plus d'un mètre au-dessus du sol. Le sous-sol, qui abrite seulement le calorifère et le combustible nécessaire à son entretien, est largement ventilé. Le bâtiment principal se termine, à ses deux extrémités, par un pavillon en avant-corps, dans lesquels sont installés les services accessoires : chambre d'isolem.nt, pharmacie, chambre de la surveillante, salle de réunion pour les Dames de l'Œuvre, cuisine et réfectoires. La façade principale est exposée en plein levant. Les pavillons des extrémités sont reliés sur la façade du couchant par une galerie couverte, vitrée et chauffée, qui sert de promenoir aux hospitalisées valides.

Chaque lit dispose de plus de 53 mètres cubes d'air.

Tous les angles du plafond et des murs sont arrondis.

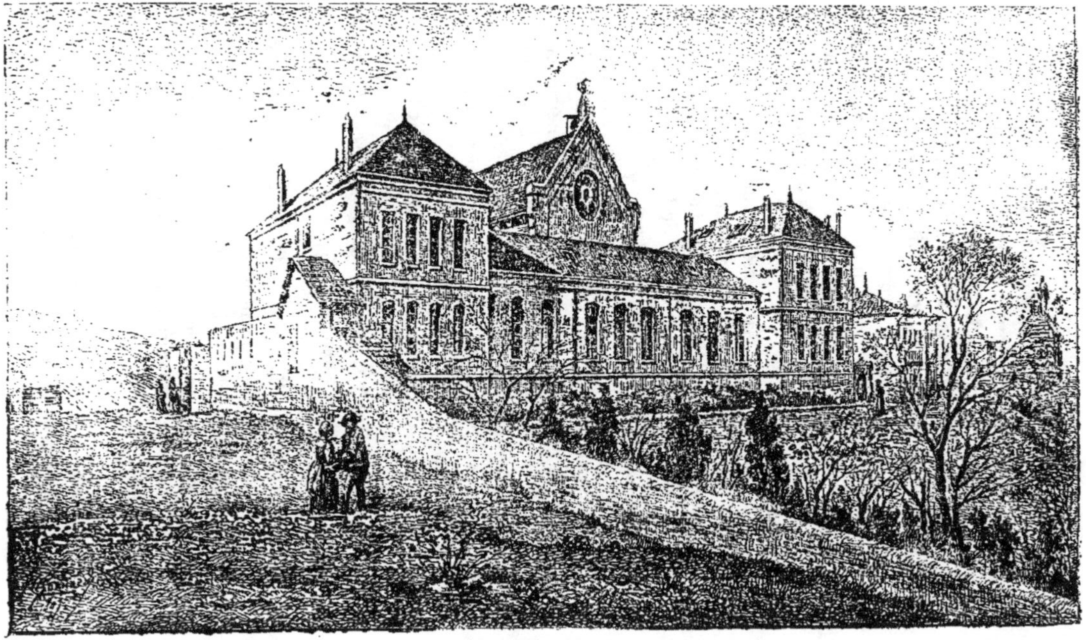

HOSPICE DU CALVAIRE

Les enduits des murs et plafonds sont recouverts d'une quadruple couche de peinture à l'huile pour en permettre le lavage et la désinfection. Les angles de la salle principale ont été disposés de telle façon qu'on ne peut pas y installer un lit, la croisée occupant l'extrémité; on a réalisé ainsi un point fort négligé jusqu'à présent dans les hôpitaux. Les extrémités des salles sont habituellement des points morts pour la ventilation, et les malades qui occupent les angles sont, en général, fort mal partagés au point de vue de l'aération.

La ventilation de la salle mérite de nous arrêter un instant ; aux quatre angles du plafond, on remarque une large ouverture pour l'évacuation de l'air vicié, trois autres sont disposées sur la ligne médiane de la salle. Ces orifices représentés par des rosaces, recelant un régulateur, ont chacun une gaîne émergeant au-dessus de la toiture. Voilà pour l'extraction des produits de la respiration des malades. L'arrivée de l'air pur est assurée par les fenêtres et des bouches de ventilation, munies de registres, au nombre de 36, situées les unes en haut des trumeaux, sous plafond, les autres au bas des croisées, à trente centimètres de l'aire de la salle.

Le chauffage est assuré par un calorifère Michel Perret, répartissant l'air chaud d'une façon régulière par quatorze bouches de chaleur posées en plinthes à la base des parois refroidissantes de la salle. Chaque trumeau de mur possède sa bouche de chaleur.

Cette Œuvre de l'Hospice du Calvaire ne date que de vingt ans. Son développement n'est-il pas prodigieux ? Ceux qui la dirigent, poussés par le désir de faire toujours mieux dans le bien, ont voulu être les premiers à posséder à Saint-Etienne une organisation hospitalière qui ne laissât rien à désirer.

Ressources. — La ville de Saint-Etienne donnait autrefois à cet établissement une subvention annuelle de 1.200 francs.

Depuis quelques années, cette dotation municipale a été portée à 2.000 francs.

Par des souscriptions annuelles de 20 francs, la charité publique fournit une somme de 8.000 francs.

Quelques dames, pour résider à l'hospice, paient une pension annuelle et de ce chef le revenu s'accroît de 2.800 francs.

Quant au surplus, on le demande, une année, à une messe dont la quête procure 1.500 francs environ, l'année suivante, à une loterie dont le rapport a atteint jusqu'à 7.000 francs.

Tout cela ne fait pas vingt mille francs, total des dépenses atteint ces deux dernières années, et cependant les budgets sont clos sans déficit ; des mains généreuses et ignorées fournissent le nécessaire, pour permettre à cette belle œuvre d'hospitaliser chaque année plus de 45 incurables qui n'ont plus qu'une espérance : terminer leur vie sans voir s'ajouter à la douleur de leurs plaies les étreintes de la misère.

STATISTIQUE DE L'HOSPICE DU CALVAIRE

ANNÉES	NOMBRE DE LITS	NOMBRE D'ASSISTÉES	DÉCÈS	DÉPENSES
1875	2	»	»	»
1876	6	14	8	»
1877	8	18	10	»
1878	10	16	6	»
1879	10	18	8	»
1880	12	20	8	»
1881	15	22	7	15.000
1882	18	28	10	16.000
1883	18	30	12	17.000
1884	21	28	7	14.000
1885	22	33	11	18.000
1886	24	36	12	15.000
1887	27	34	7	16.000
1888	25	36	11	17.000
1889	22	34	12	15.000
1890	26	38	12	16.500
1891	24	33	9	15.000
1892	23	31	8	17.800
1893	30	45	15	18.000
1894	33	46	13	20.000
1895	30	46	16	20.000

PETIT HOPITAL DE L'ENFANT-JÉSUS

En 1866, Mme Balay-Gerin, constatant avec regret la lacune qui existait dans les services hospitaliers (les enfants n'y sont admis qu'à partir de l'âge de dix ans), eut la généreuse pensée de fonder pour eux le petit hôpital, aidée en cela par son frère, M. Auguste Gerin, qui mit à la disposition de cette création charitable un immeuble lui appartenant, situé rue de la Parcille, tout entouré de cours et de jardins.

A l'origine, simplement prêté, cet immeuble reçut 14 lits et 14 malades auprès desquels on installa quelques religieuses pour les soigner.

Ses généreux fondateurs recrutèrent des ressources par des souscriptions annuelles dans les familles charitables de la ville. Tout alla bien dans les débuts, le nombre des souscripteurs s'augmentait d'année en année. Puis, ce beau mouvement de charité s'arrête et les souscriptions annuelles se sont taries peu à peu (elles ne fournissent plus que la somme de 300 francs annuellement); de fidèles amis continuent cependant à envoyer des dons en nature au petit hôpital de l'Enfant-Jésus.

En 1868, le Conseil municipal lui alloua une subvention de 4.000 francs, laquelle fut élevée à 6.000 francs en 1872, puis à 9.000 en 1876.

Actuellement, la Ville donne une somme de 250 francs par an et par enfant, ce qui, étant donné leur nombre relativement élevé, forme une subvention de 11.000 francs. Moyennant quoi les sœurs Dominicaines, qui ont acheté l'immeuble en 1882 pour s'installer chez elles, doivent subvenir à toutes les charges de l'hospice. Huit religieuses se consacrent au service des malades, sans rétribution aucune.

Le nombre de lits occupés est en moyenne de 40 à 45.

Si les ressources le permettaient, le local en abriterait largement 60.

Mais, ne convient-il pas d'admirer l'activité, le dévouement et les prodiges d'économie de ce vaillant personnel qui entretient pareil établissement avec si peu d'argent !

ASILE DES VIEILLARDS

L'Asile des Vieillards fondé à Saint-Etienne par les Petites-Sœurs des Pauvres, a commencé à fonctionner en octobre 1856 ; dès ses débuts bien modestes, il a été entouré de la sympathie de tous les habitants et particulièrement de celle de la population ouvrière de cette ville. Par suite de l'exiguïté du local, on ne put recevoir, durant plusieurs années, qu'une trentaine de pauvres, mais peu à peu, l'Œuvre étant mieux connue, des secours charitables ont permis de faire construire de vastes bâtiments destinés à recueillir un plus grand nombre de malheureux.

Les Petites-Sœurs des Pauvres ne peuvent posséder de rente ; elles ne doivent pas avoir de fondations de lits à perpétuité. Leurs ressources consistent dans les quêtes et aumônes, dons en nature, dessertes de table, linge et vêtements, charbon, etc., qu'elles vont solliciter chaque jour de la charité publique.

Cette Œuvre remarquable se soutient par le concours charitable de toute la population et compte des bienfaiteurs dans toutes les classes de la société ; les riches, les bourgeois et les pauvres contribuent pour leur part à la nourriture et à l'entretien des pauvres vieillards abandonnés.

Les Petites-Sœurs des Pauvres ne reçoivent pas de subvention ; mais elles acceptent à titre d'aumône les secours qui leur sont offerts à l'entrée de quelques vieillards. Elles n'ont pas de pensionnaires. L'âge fixé pour l'admission des hommes et des femmes est de 60 ans. L'Asile abrite aujourd'hui 231 pauvres vieillards dont 118 hommes et 113 femmes.

Les Sœurs desservant cet asile sont au nombre de 25, elles ne peuvent avoir ni infirmiers ni domestiques à gages résidant dans l'établissement ; elles s'occupent par elles-mêmes de tout ce qui a rapport à la nourriture et à l'entretien de leurs pauvres vieillards et remplissent également tous les autres offices de la maison.

Pour donner une idée de l'importance des secours qu'elles procurent à la vieillesse, nous mettons ici sous les yeux du lecteur, en un tableau, le mouvement général de cet hospice.

MOUVEMENT GÉNÉRAL

PENDANT LES ANNÉES	NOMBRE DE LITS		NOMBRE de DÉCÈS	OBSERVATIONS
	Hommes	Femmes		
1875	100	110	31	Le chiffre des dépenses qui serait indiqué ne pourrait servir de base à aucune appréciation, vu que les dons en nature, dessertes de table, bois, charbon, vêtements, etc., forment une grande partie des ressources de l'Asile et qu'on ne peut les évaluer.
1876	108	112	23	
1877	102	118	27	
1878	102	118	29	
1879	108	112	40	
1880	108	112	41	
1881	110	115	45	
1882	110	115	42	
1883	110	115	31	
1884	110	115	41	
1885	110	115	38	
1886	112	118	31	
1887	116	112	41	
1888	109	115	63	
1889	106	110	25	
1890	106	110	24	
1891	106	108	29	
1892	106	112	45	
1893	108	112	37	
1894	112	113	44	
1895	118	113	63	

Dr CHAVANIS,

Doyen du Corps médical des Hôpitaux.

SOCIÉTÉ DE L'IMP. THÉOLIER — J. THOMAS ET Cie

www.ingramcontent.com/pod-product-compliance
Lightning Source LLC
LaVergne TN
LVHW011953160826
845678LV00002B/521

* 9 7 8 2 3 2 9 6 8 3 3 7 9 *